Sonja Volk

Rundum
gesund

Sonja Volk

Rundum gesund

Mentales Stressmanagement für jeden Tag

Edition Forsbach

Bibliografische Information der Deutschen Nationalbibliothek

Die Deutsche Nationalbibliothek verzeichnet diese Publikation in der Deutschen Nationalbibliografie; detaillierte bibliografische Daten sind im Internet über http://dnb.d-nb.de abrufbar.

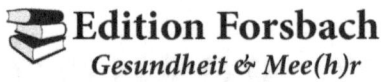

Edition Forsbach
Gesundheit & Mee(h)r

© Edition Forsbach, Fehmarn 2014

www.edition-forsbach.de

ISBN 978-3-943134-83-4

Dieses Buch ist auch als E-Book erhältlich

Lektorat: Ellen Heidböhmer

Coverfoto: © Sonja Volk

Printed in Germany

Inhalt

Vorwort
von Cora Besser-Siegmund

Seit vielen Jahren arbeitet Sonja Volk kreativ und erfolgreich als wingwave®-Coach.

In diesem Buch zeigt sie zusätzlich das Autoren-Talent, die facettenreichen Themen Stressmanagement, Gesundheitspsychologie und Emotions-Coaching mit einer tollen Mischung aus unterhaltsamem Text und fundiertem Hintergrundwissen für jedermann verständlich zu vermitteln.

Diesem Buch und seinen Lesern wünsche ich viel Erfolg und positive Resonanz.

Dipl.-Psych. Cora Besser-Siegmund,
Mit-Begründerin der Methode
wingwave®-Coaching

Einleitung

Liebe Leserin, lieber Leser,

das kennen Sie sicher auch: Zeitdruck, Konflikte im Team oder in der Familie, Leistungsdruck, unangenehme Emotionen wie Angst, Wut, Ärger. Sie haben Stress, und kein Ausweg ist in Sicht!

Das muss nicht sein! In diesem Buch zeige ich Ihnen, wie Sie Stressbelastungen mit mentalen Methoden effektiv reduzieren können.

Nutzen Sie einfach die Kraft Ihrer eigenen Gedanken auf positive Weise. Denn Ihre Gedanken hängen mit Ihren Gefühlen und Ihrem Körper zusammen.

Entwickeln Sie Strategien zum Stressabbau und verändern Sie störende Denkmuster. So gelangen Sie zu einer stressfreien und auf allen Ebenen gesunden Lebensweise.

In meinem Buch möchte ich weitergeben, was ich wissen und erfahren durfte. Ich möchte Sie dazu einladen, sich durch die hier vorgestellten Möglichkeiten inspirieren zu lassen. Mit diesem Buch stehe ich Ihnen als Ihr persönlicher Coach zur Verfügung.

Übrigens: Sie müssen nicht zwangsläufig alle Kapitel nacheinander lesen. Vielmehr haben Sie auch die Gelegenheit, sich einzelne Kapitel nach Ihrem Gefallen als erstes herauszusuchen. Jedes Kapitel ist eine Trainingseinheit für sich.

Lassen Sie das Buch auf sich wirken und entscheiden Sie dann, mit welchen Kapiteln Sie sich später noch einmal ausführlich beschäftigen wollen. Das Buch ist nämlich so aufgebaut, dass Sie immer wieder einzelne Übungen lesen können. Es lebt davon, dass Sie den Text nicht nur lesen, sondern lädt Sie ein, das Gelesene zu trainieren.

Ich wünsche Ihnen viel Spaß beim Lesen und Umsetzen!

Ihre Sonja Volk

Wieso Emotionen unseren Erfolg bestimmen

Sie haben Ihr Ziel klar vor Augen: beruflicher Erfolg, eine glückliche Partnerschaft, Gesundheit und eine gute Lebensqualität. Sie wissen sogar: mit welchem Verhalten und Denken Sie diese Ziele erreichen könnten. Trotzdem wundern sich einige Menschen in manchen Situationen über sich selbst: „In der Präsentation habe ich mich total klein gefühlt, das kenne ich von mir gar nicht.", „Der Arzt ist total okay, dennoch kriege ich Schweißausbrüche, sobald ich nur die Praxis betrete." Dies sind nur einige Beispiele.

Unbewusste Stressblockaden stellen häufig eine Hürde auf dem Weg zum Ziel dar, über die auch der Verstand und der Wille nicht hinweg helfen. Denn: Emotionen fragen die Ratio nicht um Erlaubnis!

Wieso ist das so?

Unsere Wahrnehmungen einer Situation laufen zuerst über das „limbische System", das die Rolle des emotionalen Wächters in unserem Gehirn übernimmt. Hier wird aufgrund der gespeicherten Erlebnisse entschieden, ob eine hereinkommende Information mit einem neutralen, positiven oder negativen Gefühl verarbeitet wird.

Wie eine Information einzuordnen ist, und ob Zittern, Schweißausbruch oder Angst die Antwort sind, erfolgt im Abgleich der aktuellen Situation mit vergangenen Erlebnissen.

Emotionale Blockaden entstehen immer dort, wo eine Erfahrung – vor allem auf der Gefühlsebene – unvollständig oder gar nicht verarbeitet wurde und somit emotional unverarbeitet und „hängen geblieben" ist.

Ähnlich wie bei einer zu großen E-Mail, bei deren Download ein PC schon mal abstürzt. Da hilft auch kein Tastendrücken mehr, sondern nur noch ein Neustart.

Wird also diese alte „hängen gebliebene" Stresserinnerung wieder aktiviert, erscheinen wir dann wie „ferngesteuert". Zu den auslösenden Stressoren zählen manchmal kleinste Details, wie der Blick eines Menschen oder ein Satz, der an etwas Unangenehmes erinnert.

Die gute Nachricht ist: Sie können etwas tun!

Was ist also zu tun, wenn man merkt, dass die Emotionen getriggert sind?

- Wenn Sie spüren, dass sich ein als unangenehm eingestuftes Gefühl bemerkbar macht, spüren Sie in Ihren Körper (Bodyscan) und fühlen, wo Sie dieses am stärksten wahrnehmen können (z. B. Kloß im Hals, komisches Gefühl im Bauch o. ä.).

- Kreuzen Sie die Arme vor dem Brustkorb, sodass Ihre linke Hand den rechten Oberarm und die rechte Hand den linken Oberarm berührt.

- Klopfen Sie *abwechselnd und schnell* solange auf Ihren Oberarmen, bis sich eine entspannte Körperreaktion einstellt. Das kann zum Beispiel ein tiefes Atmen, das Gefühl vom Auflösen des Knotens oder ähnliches sein.

Wie Sie sich selbst motivieren können

Wenn der Frühling in den Startlöchern steht, verspüren viele von uns Lust aufzuräumen, sich von überflüssigem Ballast zu befreien und „klar Schiff zu machen". Anderen hingegen fällt allein der Gedanke ans Aufräumen – egal ob mental oder physisch – schon schwer.

In diesem Kapitel möchte ich Ihnen leichte, sofort umsetzbare Tipps geben, was Sie tun können, um sich selbst zu motivieren.

Das Wort Motivation kommt von Motiv, was so viel wie Antrieb oder Beweggrund heißt. Machen Sie sich also klar, was Ihr Ziel beziehungsweise Ihr Beweggrund ist. Denn wenn Sie keinen Beweggrund haben, bewegen Sie sich auch nicht!

Wollen Sie beispielsweise aufräumen, um sich mit der neu gewonnenen Ordnung wohler zu fühlen, hilft Ihnen folgende Technik aus dem Mentaltraining:

- Stellen Sie sich vor, wie es sein wird, wenn Sie Ihr Ziel erreicht haben.

- Wie wird es aussehen? Wie wird es sich anfühlen? Was können Sie dann hören, riechen oder allgemein wahrnehmen? Ist es beispielsweise der angenehme Duft des Bodenreinigers, der die Fliesen zum Glänzen bringt? Ist es das Funkeln der frisch geputzten Fenster?

- Stellen Sie sich bis ins kleinste Detail genau vor, wie es sein wird, wenn es fertig oder erreicht ist.

- Zerlegen Sie Ihr Ziel in Etappenziele. Beispiel: Anstatt sofort die 190-Quadratmeter-Wohnung an einem Tag aufzuräumen, zu wischen und den Kleiderschrank zu entrümpeln, teilen Sie sich die anstehenden Aufgaben in Etappen auf. Am ersten Tag zwei Zimmer oder einen Teilbereich usw.

- Belohnen Sie sich selbst mit etwas, das Ihnen Freude macht. So ist der Anreiz, in Aktion zu treten, noch größer, und Sie werden merken, dass es Spaß macht, seine selbst gesteckten Ziele zu realisieren!

- Unterstützen können Sie sich selbst, indem Sie zum Beispiel Ihre Lieblingsmusik dabei hören, was automatisch positive Assoziationen auslöst.

Eine weitere Möglichkeit ist es, sich einmal das Wort „anfangen" bildlich vorzustellen. Wie sieht es vor Ihrem inneren Auge aus? Wie groß ist es? Welche Farbe hat es? Ist es in Schreibschrift oder in Druckbuchstaben geschrieben? Wie nah oder weit ist es von Ihnen entfernt?

- Sollten Sie das Wort beispielsweise in schwarzer Schrift, in normaler Schreibweise und ziemlich groß vor Ihrem inneren Auge sehen, probieren Sie Folgendes:

- Werden Sie kreativ und peppen Sie das Wort bildlich auf, mit allem, was Ihnen gefällt.

- Stellen Sie sich vor, Sie würden jemandem ein Bild schenken mit dem Wort „anfangen" darauf. Wie würden Sie es aussehen lassen, damit es positive Gefühle bei Ihrem Gegenüber auslöst? Verspielt? Bunt? Geschwungen? Mit Blumen verziert? Angestrahlt?

- Lassen Sie Ihrer Kreativität freien Lauf, und lassen Sie sich überraschen von dem positiven Effekt Ihres *Magic Word*.

Die Magie des Glücks

Glück ist kein Zufall, sondern die Folge von richtigen Gedanken und Handlungen!

Dale Carnegie drückte das vor fast 100 Jahren so aus:

„Glück hängt nicht davon ab, wer du bist oder was du hast; es hängt nur davon ab, was du denkst."

Seit ein paar Jahren weiß man: Unser Gehirn verändert sich ständig durch das, was wir tun. Wann immer wir etwas lernen, verändern sich die Schaltkreise in unserem Gehirn.

Es bilden sich neue neuronale Verknüpfungen als Reaktion auf unsere Erfahrungen und Tätigkeiten. So wie Muskeln durch entsprechendes Training aufgebaut werden, so formen und trainieren wir unser Gehirn durch Tätigkeiten und Erfahrungen.

Eine Erkenntnis der Glücksforschung besagt: Unsere Einstellung zum Glück beeinflusst, wie viele glückliche Momente wir erleben. Wenn wir uns für Glückspilze halten, nehmen wir mehr glückliche Zufälle wahr, als wenn wir uns für Pechvögel halten.

Selbsterfüllende Prophezeiung nennt man das in der Psychologie.

Worauf wir uns gedanklich konzentrieren, das erleben und spüren wir. Menschen, die sich für Pechvögel halten, haben einen Tunnelblick. Sie sind so auf Negatives und Unerfreuliches fixiert, dass sie auch nur das Unerfreuliche wahrnehmen und das Erfreuliche ausblenden.

Menschen, die sich für Glückspilze halten, sind darauf fixiert, das Positive zu sehen und nehmen deshalb auch mehr erfreuliche Dinge wahr.

Diese Aktivitätsmuster des Gehirns scheinen angeboren zu sein. Aber: Wir können sie beeinflussen und durch Übung verändern.

Und wie? Indem man sich regelmäßig z. B. angenehm-positive Erfahrungen ins Gedächtnis ruft oder sich mit positiven Dingen beschäftigt.

Auf diese Weise aktivieren Sie die Aktivität des linken vorderen Stirnlappens. Deshalb auch mein Tipp, ein Glückstagebuch zu führen.

Es ist inzwischen nachgewiesen, dass Glücklich-sein eine heilende Wirkung hat:

- Glückliche Menschen erkranken seltener und weniger schwer. Sie sind allgemein gesünder.

- Glückliche Menschen werden schneller wieder gesund.

- Glückliche Menschen leben länger.

Hier ein kleiner Auszug aus meinen Glückstipps:

Tipp 1: Schreiben Sie jeden Abend ein Glücksta-gebuch, indem Sie sich an alles Schöne des Tages erinnern und es aufschreiben. Dadurch lenken Sie Ihren Fokus auf die positiven Dinge und bekom-men eine glücklich machende Ausrichtung Ihrer Gedanken und Wahrnehmung. Denn: Worauf Sie sich konzentrieren, bestimmt, wie Sie sich fühlen.

Tipp 2: Suchen Sie sich ganz bewusst Situationen, in denen Sie sich wohlfühlen. Mit der Zeit wird es immer leichter, nur durch das Denken an diese Situationen den positiven Gefühlszustand wieder abzurufen (siehe Kapitel „Emotionsmanagement auf Knopfdruck").

Tipp 3: Worauf könnten Sie sich heute schon freuen? Vorfreude macht glücklich und löst im Körper dieselben Reaktionen aus wie das Ereignis selbst! Stresshormone werden abgebaut, das Im-munsystem wird gestärkt, und Dopamin (eine Art Glückshormon) wird ausgeschüttet.

Tipp 4: Pflegen Sie Ihren Freundeskreis! Die glücklichsten Menschen sind die mit den besten sozialen Kontakten.

Tipp 5: Leben Sie selbstbestimmt und nicht fremd-bestimmt. Das heißt: Finden Sie Ihre Lebensvision oder Ihren persönlichen Sinn des Lebens, denn dieser ist stark verbunden mit dem Glücksempfinden.

Tipp 6: Umgeben Sie sich mit glücklichen, positiven und zufriedenen Menschen, denn dank der Spiegelneuronen sind Lachen und Glück ansteckend.

Ich wünsche Ihnen von Herzen eine glückliche, erfüllte Zeit!

Denk dir die Welt,
wie sie dir gefällt

Im Kapitel „Die Magie des Glücks" haben Sie Tipps von mir bekommen, wie Sie selbst zum Schmied Ihres eigenen Glücks werden. In diesem Kapitel möchte ich Ihnen weitere Ideen für ein selbstbestimmtes, glückliches und erfülltes Leben vorstellen.

Erich Fromm stellte schon fest: Glück ist kein Geschenk der Götter – es ist die Frucht der inneren Einstellung! Und das ist auch schon der Kern. Jeder von uns ist der Schöpfer seiner eigenen Realität. Das heißt, es gibt nicht nur die eine Realität, denn jeder von uns hat unterschiedliche Erfahrungen, Prägungen und Umfelder. Unser Umfeld, also auch all die Menschen, die uns tagtäglich umgeben, beeinflussen massiv, was jeder von uns für Realität hält.

Stellen Sie sich die beiden folgenden Szenarien vor:

Szenario 1: Sie stehen morgens entspannt auf, schalten das Radio ein und hören die ersten Nachrichten, während Sie in den Tag starten. Sie hören Meldungen über die Finanzmarktkrise, Amokläufe, Hausbrände, Straftaten, Tote etc., und in Ihrem Kopf kreisen Gedanken wie z. B. „Ach du je!", „Das ist ja schrecklich!", „Die Welt ist so grausam!".

Auf dem Weg zur Arbeit grübeln Sie über die bevorstehende Besprechung, das Gespräch mit Ihrem Chef, die noch zu erledigenden Dinge, die sich auf Ihrem Schreibtisch stapeln.

Gedanken führen zu Gefühlen! Aktuelle wissenschaftliche Erkenntnisse belegen: Wir denken rund 60.000 Gedanken pro Tag, und wir verhalten uns gerne in Mustern, d. h. wir wiederholen täglich bestimmte Gedanken mit den dazugehörenden Gefühlen.

Jetzt stellen Sie sich einmal vor, wie Sie sich wohl fühlen, wenn Sie mit der Arbeit beginnen und bis dahin nur in Ihrem negativen Gedankenbrei unterwegs waren. Rhetorische Frage? Ja, stimmt! Denn Sie werden sich mies bzw. nicht wohl fühlen.

Gedanken und Gefühle bedingen sich wechselseitig und wirken sich so auch auf unser körperliches Wohl aus. Dann schmerzt auch schon mal der Kopf, oder andere Körperzeichen machen sich bemerkbar.

Szenario 2: Sie stehen morgens auf, genießen das gute Gefühl des neuen Tages und starten dankbar und offen. Sie überlegen sich, wie Sie auch diesen Tag wieder zu etwas Besonderem werden lassen können, worauf Sie sich heute fokussieren wollen, welche Nachrichten und Informationen Sie bewusst wahrnehmen und aufnehmen möchten und mit welchen Menschen Sie sich umgeben wollen.

Merken Sie etwas? Sie allein sind der Schöpfer Ihrer Realität. Sie können beeinflussen, worauf Sie Ihren Fokus lenken wollen, anstatt ihn von äußeren Umständen lenken zu lassen (siehe auch Kapitel „Die Kraft unserer Glaubenssätze").

Wenn Sie also aus dem Hamsterrad der Negativität aussteigen wollen, wechseln Sie die „Playlist" Ihrer regelmäßigen Gedanken!

Statt jeden Tag aufs Neue zu denken – sprich innere Selbstgespräche zu führen – wie schrecklich alles ist, angefangen beim Wetter, weiter über den Chef, die Politik, die eigene Figur, die Kinder oder was auch immer ... STOP!

- Denken Sie in dem Moment, in dem Sie merken, dass Sie wieder im Negativmuster sind: STOP, wie auf einem Stoppschild.

- Wechseln Sie bewusst Ihren Fokus, richten Sie Ihre Aufmerksamkeit auf etwas Positives!

- Betreiben Sie Gedankenhygiene und formulieren Sie Sätze wie z. B. „Das kann ich nicht" einfach um in „Das ist eine Herausforderung, die ich schaffen werde."

Damit richten Sie Ihren Fokus auf die Lösung statt auf das Problem! Denn ob das Glas halb leer oder halb voll ist, oder ob es 50% zu viel Glas für den Inhalt sind, hängt alleine von Ihrer Sichtweise ab!

Erfolgreiche, glückliche Menschen denken anders! Seien Sie es sich selbst wert, und beginnen auch Sie damit!

Die Kraft unserer Glaubenssätze

Henry Ford sagte einmal:

„Ob du glaubst, du kannst es, oder ob du glaubst, du kannst es nicht, du wirst immer Recht behalten!"

Dieser Satz beschreibt punktgenau, welche Macht unser Glauben, also unsere eigene Überzeugung hat.

„Die Menschen, die außergewöhnliche Leistungen erbracht haben, verstehen es meisterhaft, die Ressourcen in ihrem Gehirn zu aktivieren. Das unterscheidet sie von anderen. Die wichtigste Aussage ist, dass Ihr jeweiliger Zustand eine ungeheure Macht hat, und dass Sie diese Macht kontrollieren können. Sie brauchen nicht mehr wehrlos allem ausgeliefert zu sein, was Ihnen widerfährt.

Es gibt einen Faktor, der im Voraus darüber bestimmt, wie unsere Erfahrungen im Leben repräsentiert werden – ein Faktor, der unsere Wahrnehmung der Welt filtert. Dieser Faktor bestimmt auch, welche Zustände wir in bestimmten Situationen immer wieder erleben werden. Ich spreche von der vielleicht größten Kraft überhaupt, von unseren Überzeugungen, unseren eigenen Glaubenssätzen."

Auch diese Aussage von Anthony Robbins verdeutlicht, welche ungeheure Kraft unsere eigenen Überzeugungen, also unsere Glaubenssätze haben.

Es gibt zwei Arten von Glaubenssätzen: einschränkende, die sich in Gedanken äußern wie z. B. „Das kann ich nicht", „Das schaff' ich eh nicht" und unterstützende, die sich in Gedanken äußern wie „Ich schaffe das", „Ich krieg' das hin".

Glaubenssätze sind uns oftmals gar nicht bewusst. Daher ist der erste Schritt, sich diese unterbewussten Sätze über einschränkende Überzeugungen bewusst zu machen, um sie verändern zu können.

Um Ihre „Viren" auf Ihrer „inneren Festplatte" aufzuspüren und zu löschen, verrate ich Ihnen ein paar Tipps. Machen Sie dazu Folgendes:

- Schreiben Sie die Eigenschaften und negativen Selbstbewertungen, die Ihnen an sich nicht gefallen, auf (z. B. ängstlich). Zerpflücken Sie Ihren Vorrat an ungeliebten Glaubenssätzen und sortieren Sie alles aus, was Sie schwächt.

- Fügen Sie stattdessen neue Glaubenssätze hinzu, die Sie stärken. Rufen Sie sich dafür z. B. Situationen ins Gedächtnis, in denen Sie genau das Gegenteil waren (also z. B. mutig).

- Achten Sie bewusst einmal darauf, was Ihr innerer Kritiker bzw. Ihre innere Stimme zu Ihnen sagt, wenn Sie denken, etwas nicht zu können. Wenn Sie zum Beispiel denken: „Ich bin nicht gut genug", stellen Sie sich sofort die Frage: „Nicht gut genug wofür oder für wen?" und formulieren Sie Ihre „Ich kann nicht, weil ..." Sätze in „Wenn ..., dann ..." Sätze um.

- Sprechen Sie den einschränkenden Satz einmal mit Micky Maus Stimme, oder singen Sie den Satz auf die Melodie von „Balu der Bär". Dies ist kein Witz, sondern eine kraftvolle Technik, die dafür sorgt, dass Sie den Satz nicht mehr ernst nehmen können, sich nicht mehr von ihm beeindrucken lassen, sondern stattdessen eher lachen müssen. Unglaubliche Veränderungen können sich so ergeben.

- Stellen Sie sich vor, dass jeder neue Glaubenssatz ein Samenkorn ist, das Sie behutsam in Ihre Gedanken pflanzen. Was möchten Sie ernten?

Wie Sie Blockaden in Minutenschnelle abbauen

Kennen Sie das auch? Sie hören das Wort *Steuererklärung*, und auch ohne den realen Anblick der Formulare fühlen Sie sich nicht gut?

Oder das Wort *Prüfung* verändert schon bei den Lernvorbereitungen Ihren Gehirnstoffwechsel und führt somit zu Konzentrationsschwierigkeiten oder schlaflosen Nächten?

Manchmal genügt auch schon ein bloßer *Name*, um Ihnen Angst einzuflößen, ohne dass die betreffende Person anwesend ist.

Worte sind eng mit unserer Gefühlswelt verbunden. Ein einzelnes Wort wie z. B. Zahnarzt, Steuererklärung oder Prüfung kann schon Stress oder Angst auslösen.

Es gibt Phasen, in denen man seine negativen Gedanken kaum stoppen kann. Wörter haben eine ganz besondere Macht über uns. Wenn uns etwas belastet, quält oder ärgert, tauchen sie einfach ungebeten auf und lösen bereits beim Aussprechen, Denken oder Zuhören Gefühle und Reaktionen aus.

„Wenn ich das schon höre!" oder „Sag's nicht, ich weiß schon!" Stresswörter nennt man diese Boten der schlechten Verfassung.

In diesem Kapitel möchte ich Ihnen eine leicht umzusetzende und schnell wirkende Methode vorstellen, mit der Sie Wörtern die gewünschte Zauberkraft verleihen können, damit sie demnächst positive Reaktionen auslösen.

Die Methode heißt *Magic Words* – Wie funktioniert sie?

Magic Words wirkt über eine gezielte Gehirnnutzung und direkte Ansprache unseres Nervensystems. Die Methode basiert auf der Grundlage der Neurolinguistischen Programmierung (NLP).

Jedes Wort sowie die damit verbundene Erinnerung ist mit verschiedenen Sinneswahrnehmungen (Sehen, Hören, Fühlen, Riechen und Schmecken) verknüpft.

Mit *Magic Words* werden nun die Wahrnehmung über die fünf Sinne und damit auch die Gefühle, die das Wort auslöst, verändert.

Wie funktioniert das?

- Machen Sie sich ein inneres Bild von dem Wort, das Sie stresst. Achten Sie darauf, ob das Wort schwarz oder farbig aussieht, in Druckbuchstaben oder Schreibschrift geschrieben ist, oder wie nah oder fern Sie das Wort vor Ihrem inneren Auge sehen können.

- Stellen Sie sich vor, Sie würden für eine Werbeagentur arbeiten und müssten das Stress-Wort optisch so schön aufpeppen, dass es jeder kauft. Wie würde es jetzt aussehen?

- Spielen Sie in Ihrer Vorstellung solange mit den Einzelheiten, bis es Ihnen gefällt.

Zum Beispiel können Sie versuchen, aus schwarzen Druckbuchstaben Schreibschrift zu machen. Oder anstelle von Großbuchstaben das Wort normal geschrieben vor Ihrem geistigen Auge zu sehen. Oder Sie verändern die Farbe und Form des Wortes, wie man es zum Beispiel mit *Word-Art* (Funktion in der Textverarbeitungssoftware *Word*) machen kann.

Möglicherweise gefallen Ihnen auch Rahmen oder Blumen oder ein bestimmter Hintergrund gut. Oder Sie lassen das Wort in Gold, Silber oder von Spotstrahlern angeleuchtet erscheinen.

Sie sehen: Ihrer Fantasie sind keine Grenzen gesetzt.

Machen Sie das Ganze so lange, bis Sie merken, dass es Ihnen mit dem neuen Bild richtig gut geht. Lassen Sie sich von der blitzschnellen Sofortwirkung überraschen, probieren Sie es einfach aus!

Wie Sie Selbstsabotage entlarven und auflösen

Selbstsabotage hat viele Gesichter! Kennen Sie Sätze wie „Ich trau' mich nicht", „Ich muss funktionieren", „Ich muss es allen recht machen", „Ich schaff' das nicht" oder ähnliche?

Diese und viele andere sogenannte limitierende Glaubenssätze kennen wir alle, wenn wir ehrlich zu uns sind. Jetzt höre ich den einen oder anderen sagen:

„Aber das ist kein Glaubenssatz, das ist Realität!"

Dazu sage ich nur: Mentales wird Reales!

Alles, was wir denken und glauben, erzeugt ein Gefühl in uns. Und diese Gefühle führen dazu, dass wir die Realität selektiv – nämlich durch unsere Überzeugungen gefiltert – wahrnehmen. Sie kennen bestimmt die sich selbst erfüllende Prophezeiung, oder? Dann wissen Sie ja bereits, dass Sie selbst und kein anderer dafür verantwortlich sind, was Sie anziehen. Sie bekommen Ihr Verhalten jedes Mal nur im Außen, also in Dingen, Situationen und Begegnungen, gespiegelt.

Was heißt das jetzt konkret? Es bedeutet, dass Sie sich als erstes Ihrer Überzeugungen bewusst werden sollten. Denn solange diese im Hintergrund auf Autopilot laufen, haben Sie keine Chance, etwas daran zu verändern. Beobachten Sie daher einmal selbst, was es sich den ganzen Tag so „in Ihnen denkt". Der Mensch denkt nämlich pro Tag ca. 60.000 Gedanken, die meisten davon unbewusst und teilweise aus Gewohnheit.

Wenn Sie feststellen, dass Ihnen Gedanken kommen wie „Ich trau' mich nicht", „Ich bin in einer Sackgasse", „Das ist sauschwer", „Ich Idiot" oder sonstige nicht förderliche Gedanken, gibt es mehrere Möglichkeiten, was Sie tun können.

Als erstes stellen Sie sich mit Ihrer Mentalkraft (Vorstellungskraft) ein Stoppschild vor. Das hilft, damit die Grübelspirale nicht weiter und immer weiter geht. Spüren Sie in Ihren Körper hinein und fühlen Sie, was dieser Satz/Gedanke mit Ihnen macht. Spüren Sie, wie Sie körperlich darauf reagieren. Bemerken Sie einen Kloß im Hals, ein komisches Gefühl in der Magengegend? Zieht sich irgendetwas zusammen, oder schmerzt Ihr Kopf?

Nun kreuzen Sie die Arme vor der Brust und klopfen Sie abwechselnd und schnell auf Ihre Oberarme. Spüren Sie dabei nach, was sich in Ihrer Körper- und Gedankenwahrnehmung verändert. Klopfen Sie solange, bis es sich besser anfühlt und Ihnen klar wird oder Sie denken: „Ich pack' das schon", „Das ist machbar", „Es gibt immer einen Weg" oder ähnliches.

Diese Technik nennt sich *Butterfly* und hilft Ihnen dabei, als unangenehm empfundene Gefühle und/oder einschränkende Glaubenssätze aufzulösen.

Wie ehrlich sind Sie
zu sich selbst?

Haben Sie sich diese Frage schon einmal gestellt oder beantwortet? Jeder sagt wahrscheinlich von sich: „Na klar bin ich ehrlich zu mir selbst!" Aber ist das wirklich immer so? „Stress? Hab' ich nicht", „Damit komm' ich schon klar", „Das macht mir nichts" sind beliebte Aussagen, die manchmal darüber hinweg zu täuschen versuchen, was wirklich in uns vorgeht – im Zweifelsfall auch unbewusst.

In meiner Coachingpraxis erlebe ich tagtäglich, dass wir Menschen es gewohnt sind, uns Situationen schön zu reden, um mit ihnen erst mal klar zu kommen.

Doch dauerhaftes Nicht-hinsehen, Nicht-wahrhaben-wollen führt zur Verschlechterung des emotionalen Zustandes. Denn Emotionen nicht zu verarbeiten – und zwar auf der Gefühlsebene – ist so, als würden Sie versuchen, einen Wasserball unter Wasser zu halten.

Wenn Sie das schon einmal probiert haben, wissen Sie, wie schwer es ist. Bei jeder (emotionalen) Welle muss man sich tierisch anstrengen, damit der Wasserball schön unter Wasser bleibt und nicht hochploppt. Deutlich einfacher und angenehmer ist es dagegen, die Luft aus dem Wasserball heraus zu lassen. Doch was tun, um das zu erreichen?

Seien Sie ehrlich zu sich selbst! Sie müssen ja nicht hausieren gehen mit Ihren Themen, allerdings empfehle ich Ihnen Grundehrlichkeit über Ihre Gefühle sich selbst gegenüber. Das hat viel mit Selbstwert(-schätzung) zu tun. Erst wenn Sie sich bewusst auch unangenehmere Themen eingestehen, haben Sie die Chance, diese zu verändern.

Denn solange Ihre Selbstsabotage-Programme auf Autopilot laufen, sind Sie nicht Fahrer, sondern maximal Beifahrer. Dann haben Sie keinen Einfluss und sind daher nicht selbstbestimmt und frei.

Meine Tipps:

- Hören Sie in sich hinein, was Ihr „innerer Quaker" Ihnen regelmäßig sagt.

- Akzeptieren Sie für den Moment das, was ist. Das heißt, nehmen Sie die Situation mit all Ihren unangenehmen Gefühlen erst einmal an. Nur dann haben Sie die Chance, sie zu verändern.

- Nutzen Sie die *Butterfly*-Technik, um unangenehme Gefühle zu verarbeiten und aufzulösen.

Sollten Sie merken, dass Sie an Grenzen stoßen, holen Sie sich professionelle Unterstützung durch einen wingwave®-Coach. Sehen Sie diesen Schritt nicht als Schwäche, sondern als Stärke und Selbstwertschätzung an getreu dem Motto „Weil ich es mir wert bin".

Wie Sie Entscheidungen leichter treffen

Kennen Sie das auch? Es gibt Situationen im Alltag, in denen es uns nicht ganz so leicht fällt, schnelle Entscheidungen zu treffen. Das können im privaten Umfeld kleinere Entscheidungen sein, z. B. in welches Hotel Sie fahren sollen oder beim Einkaufen oder im Beruf, wenn Sie sich z. B. fragen, wen Sie als erstes anrufen sollen.

Beispiele, bei denen es uns wichtig ist, die richtige Entscheidung zu treffen, findet jeder für sich genügend. In meiner täglichen Coachingpraxis erlebe ich es regelmäßig, dass Klienten auch im Gesundheitsbereich wissen möchten, was z. B. an Lebensmitteln gut für sie ist oder welche Materialien verträglich bzw. unverträglich für Sie sind.

In diesem Kapitel möchte ich Ihnen gerne einen Selbsttest (Muskeltest) aus der Kinesiologie vorstellen. Kinesiologie ist eine effektive Methode, Blockaden sowie Stressreaktionen abzubauen, Potenziale zu fördern und das Wohlergehen, die Gesundheit, die Leistungsfähigkeit und die Lebensqualität zu verbessern.

Es gibt drei Voraussetzungen für kinesiologische Selbsttests:

- Sie sollten einigermaßen in Balance sein. Ansonsten gehen Sie bitte zu jemandem, der professionell kinesiologisch testet.

- Alle kinesiologischen Selbsttests müssen gut eingeübt werden, bevor sie richtig gut funktionieren bzw. Sie sich und Ihrem Körper voll vertrauen können.

- Für eindeutige Ergebnisse müssen Sie eindeutige Fragen stellen, die eindeutig mit Ja oder Nein zu beantworten sind.

Für schnelle Entscheidungen möchte ich Ihnen den doppelten O-Ring-Test vorstellen:

- Bilden Sie mit Daumen und Zeigefinger einer Hand einen Ring.

- Greifen Sie mit Daumen und Zeigefinger der anderen Hand in den ersten Ring hinein, sodass nun beide Ringe ineinander verhakt sind wie die Glieder einer Kette.

- Denken oder sagen Sie ein klares deutliches Ja, und halten Sie die Finger so fest Sie können zusammen. Nun versuchen Sie die Verbindung durch Auseinanderziehen der Finger zu öffnen. Beobachten und spüren Sie, was passiert.

- Jetzt denken oder sagen Sie ein klares, deutliches Nein und versuchen die Verbindung zu öffnen. Beobachten und fühlen Sie auch hier, wie sich das anfühlt und was passiert. Bei einem Nein öffnen sich im Normalfall die Finger.

- Stellen Sie nun eindeutige Fragen, die mit Ja oder Nein beantwortet werden können, z. B. „Soll ich x kaufen?", „Vertrage ich das?", „Ist das gut für mich?" oder ähnliches.

Alle diese Tests sollten Sie immer mit dem Austesten des Ja abschließen, um am Ende ein positives Körper- und Lebensgefühl verankert zu haben.

Wenn Sie schwerwiegendere Themen haben, empfehle ich Ihnen professionelle Unterstützung durch einen Coach. Adressen und Kontaktdaten finden Sie am Ende des Buches.

Die Kunst, Nein zu sagen

Viele Menschen leiden darunter, dass sie nicht Nein sagen können.

In meinen Coachings erlebe ich immer wieder, dass es einigen meiner Klienten schwer fällt, souverän und selbstbewusst Nein zu sagen.

Geht es Ihnen auch so? Die Ursache dafür liegt häufig in unserer Prägung und in der Angst, für egoistisch gehalten zu werden.

Die häufigsten Gründe dafür, warum es uns schwer fällt, Nein zu sagen sind:

- Sie denken, ein Nein wäre unfreundlich.

- Sie wollen akzeptiert werden und haben Angst, ein Nein könnte dazu führen, dass Sie abgelehnt werden.

- Ja sagen erspart Ihnen unangenehme Nachfragen nach dem Warum für Ihr Nein.

- Sie versprechen sich etwas davon, Ja zu sagen.

- Sie wollen unangenehme Reaktionen vermeiden.

- Alle anderen sagen Ja, und Sie wollen kein Spielverderber sein.

- Sie haben Angst, für egoistisch gehalten zu werden.

- Sie glauben, nicht wichtig zu sein.

Es geht hier nicht darum, ab sofort rücksichtslos zu allem und jedem Nein zu sagen, sondern vielmehr darum, zu lernen, eigene Wünsche zu äußern und dafür eben auch Nein zu Dingen zu sagen, die wir nicht aus Überzeugung machen möchten.

Jetzt fragen Sie sich vielleicht, wofür das denn so wichtig ist. Ich will es Ihnen verraten: Wenn Sie selbst leistungsfähig bleiben und auf allen Ebenen (mental, emotional und körperlich) gesund leben möchten, ist es von elementarer Bedeutung, Nein zu den Dingen zu sagen, die Ihnen nicht gut tun!

In diesem Kapitel möchte ich Ihnen eine kleine Mentalübung vorstellen, die Ihnen dabei hilft, ohne schlechtes Gewissen, sondern vielmehr souverän und freundlich Nein zu sagen. Stellen Sie sich eine Medaille vor. Jede Medaille hat zwei Seiten. Auf der einen Seite steht JA, und auf der anderen Seite steht NEIN. Halten Sie nun gedanklich Ihre Medaille so vor sich, dass die JA-Seite zu Ihnen zeigt. Was passiert dadurch? Richtig! Ein NEIN zu etwas bedeutet gleichzeitig ein JA zu sich selbst!!

„Das ist aber doch egoistisch und ganz schön hart!", sagen Sie jetzt? Nein, ist es nicht! Es kommt – wie immer im Leben – auf die Art und Weise an, wie ich etwas sage.

Damit es charmant, freundlich, gleichwohl aber auch glaubhaft rüberkommt, stellen Sie sich beispielsweise auf dem „i" von Nein ein Herzchen vor. Wenn das allein noch nicht ausreicht, stellen Sie sich vor, Sie arbeiten in einer Marketingagentur und Ihr neuestes Produkt heißt „Nein".

Jetzt peppen Sie die äußere Erscheinung, also die Schrift, die Farbe und das Drumherum so auf, dass es absolut ansprechend, wohlwollend und positiv rüberkommt. Sie können sich das Wort z. B. geschwungen und in bunt vorstellen oder so, dass jeder Buchstabe ein Gesicht hat und lächelt.

Merken Sie was? Ja genau, die Wahrnehmung verändert sich zum Angenehmen. Und darum geht's!

Wenn Sie also das nächste Mal nicht hinter einer Sache stehen und Nein sagen wollen, dann tun Sie es, indem Sie an Ihre Medaille denken.

Ein liebevolles, gleichwohl souverän-freundliches Nein ist ein Ja zu sich selbst!

Probieren Sie es aus, und lassen Sie sich überraschen, wie leicht es Ihnen im Vergleich zu früher fallen wird!

Wie Sie emotionale Balance erreichen

In Zeiten der Hektik und des Alltagsstresses wird unserem inneren Gleichgewicht viel zugemutet. Unerwartete Situationen sowie tägliche Belastungen und Anforderungen wirbeln unsere Gefühle durcheinander. Kennen Sie auch das Gefühl, manchmal nicht mehr zu wissen, wo Ihnen der Kopf steht bzw. wie Sie das alles schaffen sollen?

Im Alltag laufen wir oft Gefahr, das Gefühl für uns selbst zu verlieren, weil wir uns mit zwanzigtausend anderen Dingen beschäftigen, nur nicht mit uns selbst. Doch wenn wir lernen, wieder auf die Signale unseres Körpers zu hören, können wir den Kontakt zu unserem Inneren wiederherstellen und somit für unser inneres Gleichgewicht sorgen. Das Geheimnis, das eigentlich keines ist, liegt im gesunden Wechsel zwischen Anspannung und

Erholung! Dadurch wird Stress reduziert, und die Lebensfreude steigt.

Doch wie schafft man es, Ängste abzubauen und wieder Verbindung zu sich selbst herzustellen? Hierzu gibt es mehrere Möglichkeiten, die ich Ihnen ans Herz legen möchte:

- Gestalten Sie Ihren Alltag seelenfreundlich! Halten Sie Ihren Stresspegel niedrig, indem Sie Ihren Arbeitsalltag vorab gut organisieren, sodass erst gar kein übermäßiger Stress aufkommt.

- Erschaffen Sie sich Wohlfühloasen, die sinnvoll über den Tag verteilt sind. Beginnen können Sie beispielsweise mit einer Tasse Kaffee. Dann planen Sie, was wann erledigt wird. Achten Sie darauf, dass schwierige Aufgaben sich mit leichten Routineaufgaben abwechseln. Arbeiten Sie Ihre „innere Liste" in Ruhe ab und versuchen Sie nicht, zwei Dinge gleichzeitig zu tun.

- Gönnen Sie sich kleine Pausen, in denen Sie die Thymusdrüse klopfen oder mit den Augen turnen (siehe Kapitel „Wie Sie Stress abbauen mit Augenturnen").

- Stellen Sie sich vor, Sie wollen auf einem liegenden Baumstamm oder einem Schwebebalken balancieren. Erinnern Sie sich an das Körpergefühl. Instinktiv laufen wir nicht sofort los, sondern gehen erst mal in Kontakt mit unserem Gleichgewichtsgefühl, halten die Arme seitlich und stimmen uns so mit dem gesamten Körper auf die neue Situation unter unseren Füßen ein. Sofortiges Loslaufen oder unbewegliches Stehenbleiben (im übertragenen Sinne also der Mangel an Emotionen) würden dazu führen, dass wir uns nicht halten können und herunterfallen oder absteigen müssen. Investieren wir aber genügend Sorgfalt in die richtigen Balance-Bewegungen, sparen wir im Endeffekt viel Zeit und etliche Fehlstarts, da wir nun mit der erzielten guten Einstellung schnell und sicher zum Ende des Stammes oder Balkens laufen können und somit unser Ziel ausbalanciert erreichen.

So verhält es sich im Alltag auch! Da innere Balance stark mit Zufriedenheit verknüpft ist, möchte ich Ihnen noch folgenden Tipp geben:

• Bauen Sie sich eine Tankstelle für Zufriedenheit! Wie das geht? Egal, wo Sie gerade sind, setzen Sie sich einen kleinen Augenblick hin, oder bleiben Sie stehen und nehmen Sie ganz bewusst Ihre Umgebung wahr.

Machen Sie sich mit allen Sinnen auf Entdeckungsreise für etwas Positives. Was sehen, hören, riechen, fühlen oder schmecken Sie in Ihrer direkten Umgebung?

Und bevor Sie sich selbst unter Druck setzen: Ihre Tankstelle für Zufriedenheit muss kein Gesamtkunstwerk sein. Es reicht, wenn Ihnen eine Farbe, ein Gegenstand – und sei es so etwas Banales wie ein orangefarbener Kugelschreiber, eine besondere Wolke am Himmel oder eine Blume – besonders gefallen.

Lenken Sie Ihre volle Aufmerksamkeit darauf, und spüren Sie in Ihren Körper hinein, wo sich das gut anfühlt und ein positives Bodyfeedback auslöst. Dieses angenehme Gefühl können Sie dann verankern (siehe Kapitel „Emotionsmanagement auf Knopfdruck").

Emotionsmanagement auf Knopfdruck

Die Fähigkeit, unsere Gefühlszustände zu beeinflussen ist entscheidend für unser Leben. Zum einen können wir so Ängste und Stress überwinden. Zum anderen können wir Gefühlszustände wie Gelassenheit oder Selbstbewusstsein in uns erzeugen. Haben Sie das vielleicht auch schon einmal erlebt? Sie schauen sich Urlaubsfotos an und schwelgen direkt wieder in Erinnerungen? Oder Sie hören Ihr Lieblingslied und erinnern sich sofort, wann und wo oder mit wem Sie es das erste Mal gehört haben? Oder jemand sagt einen bestimmten Satz oder ein Wort, das Sie sofort an etwas erinnert?

Bei all diesen Beschreibungen handelt es sich um sogenannte Anker. Anker sind Reiz-Reaktions-Verknüpfungen, d. h. ein interner oder externer Reiz löst eine bestimmte Reaktion aus. In vielen Fällen ist so etwas unbewusst. Natürliche unbewusste Anker sind Farben, Musik oder Berührungen, die eine bestimmte Stimmung auslösen.

Im Sport, in der Werbung oder im Management zum Beispiel werden Anker, also Verknüpfungen eines Reizes wie z. B. Wörter, Bilder, Gesten mit einem bestimmten Gefühlszustand, bewusst eingesetzt.

Tritt später dieser Reiz auf, so wird automatisch der damit verbundene Zustand ausgelöst. Anker können also, wie gesagt, sowohl unbewusst entstehen als auch bewusst gesetzt werden. Diese Technik können Sie sich im Business, im Sport oder auch im Privatleben zunutze machen.

Gehen Sie wie hier beschrieben vor:

- Überlegen Sie sich, welchen Zustand Sie für eine bestimmte Situation gerne hätten. Das könnten z. B. sein: Selbstvertrauen in einem Kundengespräch, Ruhe und Gelassenheit bei schwierigen Gesprächen, Power für einen sportlichen Wettkampf, Selbstsicherheit für einen Auftritt.

- Denken Sie an eine Situation in Ihrem Leben in irgendeinem Kontext, in der Sie diesen gewünschten Zustand schon einmal erlebt haben. Zum Beispiel erleben wir Ruhe und

Gelassenheit häufig im Urlaub, mit Freunden oder an einem Wellnesstag, oder wir erleben Selbstsicherheit bei Tätigkeiten, die uns liegen.

- Ziehen Sie sich für ca. 15 Minuten an einen ruhigen Ort zurück, an dem Sie sich wohlfühlen. Schließen Sie die Augen und versuchen Sie sich mit allen Sinnen an alle Einzelheiten der Situation, in der Sie diesen Gefühlszustand schon einmal hatten, zu erinnern.

- Lassen Sie Ihren inneren Kinofilm ganz real werden, indem Sie z. B. beobachten, welche Personen beteiligt sind, was Sie alles sehen, welche Farben und Helligkeiten Sie wahrnehmen können. Nehmen Sie wahr, welche Geräusche oder Stimmen Sie hören können, oder ob es still ist. Konzentrieren Sie sich auf alle Details wie z. B. auch, ob Sie etwas geschmeckt oder gerochen haben oder nicht.

Es geht darum alle fünf Sinne, also Hören, Sehen, Fühlen, Riechen und Schmecken anzusprechen bzw. sie sich beim Erinnern an die Situation bewusst zu machen.

- Wenn Sie auf dem Höhepunkt Ihres Erlebens sind, also in Gedanken die Situation so haben aufleben lassen, dass Sie spüren können, wie Sie wieder entspannt, ruhig, powervoll oder was auch immer sind, schließen Sie die Finger zu einer Faust. Auch jede andere Geste ist als

Auslöser möglich, z. B. das Berühren von Daumen und Zeigefinger. Anschließend denken Sie kurz an etwas anderes, um sich abzulenken.

- Wiederholen Sie die Schritte 4 und 5 ca. drei- bis fünfmal, damit im Gehirn eine neue Verknüpfung entsteht, die später schnell abrufbar ist.

- In einer Situation, in der Sie den Zustand abrufen wollen, lösen Sie dann Ihren Anker aus, indem Sie die entsprechende Geste ausführen.

Ich wünsche Ihnen viel Spaß beim Ausprobieren dieser hocheffektiven NLP Technik!

Wie Sie kreativ mit Ärger umgehen

Kennen Sie das auch? Sie ärgern sich über etwas, und statt dass der Ärger langsam nachlässt, regt Sie das Ganze immer mehr auf?

Neben der *Butterfly*-Technik, die ich Ihnen im Kapitel „Urlaubsstress ade" vorstelle, möchte ich Ihnen hier eine weitere Möglichkeit zeigen, wie Sie ihren Ärger loswerden können:

- Schließen Sie kurz die Augen, und spüren Sie in sich hinein, wo im Körper Sie den Ärger fühlen.

- Als nächstes schauen Sie sich an, welche Farbe, welche Form Ihr Ärger hat und in welchem Abstand zu Ihnen er steht.

Jetzt höre ich den einen oder anderen von Ihnen sagen: „Weiß ich nicht, keine Ahnung!" Genau darum geht es: sich das einmal bewusst zu machen, um es verbessern zu können.

Wenn Sie Kinder bitten, ihren Ärger in Form einer Comicfigur, eines Symbols oder einer Form zu beschreiben, glauben Sie gar nicht, welch kreative Antworten Sie bekommen. Gestatten Sie sich einmal, ganz Kind zu sein und Ihrer Fantasie freien Lauf zu lassen!

Eine Klientin von mir beschrieb zum Beispiel: „Die Angst ist rot und rund wie eine Scheibe, die ganz nah vor mir steht" oder „Da steht eine riesige schwarze Mauer vor mir".

Spielen Sie jetzt in Gedanken verschiedene Möglichkeiten durch, was Sie beispielsweise mit Ihrer Form, Ihrem Symbol, also Ihrer mentalen Repräsentation der Angst oder des Ärgers machen können, damit es sich für Sie besser anfühlt. Spielen Sie mit den sogenannten Submodalitäten, den Untereinheiten unserer fünf Sinne!

Hier ein paar Möglichkeiten, was sich wie beobachten und dann auch verändern lässt:

Visuell (sehen)
* Bild oder Film
* Bewegung (Art, Tempo) oder Standbild
* Schwarz-weiß oder farbig
* Helligkeit, Ausleuchtung, Lichteinfall

* Klarheit, Kontrast, Schärfe
* Bildgröße, Perspektive, Entfernung
* Bildtiefe
* Bildposition
* Assoziiert oder dissoziiert
* Rahmung

Auditiv (hören)

* Lautstärke
* Tonhöhe
* Modulation: Melodisch oder monoton, Geschwindigkeit, Rhythmus
* Tonalität: voll, dünn oder heiser, nasal, verzerrt, Echo
* Position der Geräuschquelle: Woher kommen die Laute, Geräusche oder Stimmen?

Kinästhetisch (fühlen)

* Feucht, trocken, weich, hart, glatt oder rau
* Temperatur
* Ruhig oder in Bewegung: Körperhaltung, Geschwindigkeit und Rhythmus der Bewegung(en), der Gestik
* Lokalität im Körper (an einer Stelle oder überall)
* Druck (innen oder außen), Kribbeln, Spannung, Temperatur
* Intensität

- Schieben Sie „es" einfach weiter von sich weg oder schrumpfen Sie die Angst bildlich auf Erbsengröße, oder Sie stellen sich vor, wie Sie sie wegrollen, wegstupsen, wegpusten.

- Spielen Sie solange an Ihrer Repräsentation, bis es sich in Ihrem Körper merklich besser anfühlt! Sie werden überrascht sein, wie leicht negative Emotionen verschwinden oder sich verringern können, wenn Sie sich auf diese Art und Weise damit beschäftigen.

Wie negative Gefühle uns krank machen können

Wenn Gefühle unseren Körper ganz offensichtlich positiv beeinflussen, warum sollten Trauer, Stress und seelische Belastungen nicht negativ auf das Immunsystem wirken können? Redewendungen wie „Das macht mich ganz krank", „Wenn ich daran denke, wird mir schlecht", „Die Angst lähmt mich" oder „Ich habe die Nase voll davon" prägen unsere Sprache und machen den Zusammenhang zwischen unseren Gefühlen und unserem Körper (Psychosomatik) deutlich.

Psychoneuroimmunologen (PNI) haben bewiesen, dass Körper und Seele eine untrennbare materielle Einheit sind. Denn Gefühle sind jetzt auf molekularer Ebene nachweisbare Phänomene. Und die Forscher haben der Psychosomatik eine naturwissenschaftliche Grundlage verschafft.

Unser Körper ist ein molekulares Netzwerk. In unserem Gehirn, vor allem im limbischen System, entstehen Gefühle wie Trauer, Wut, Angst, Verzweiflung, aber auch Freude und Zufriedenheit. Ein Streit mit Arbeitskollegen wird hier ebenso verarbeitet wie Erinnerungen an eine aufregende Liebesnacht.

Allerdings passiert es teilweise auch, dass Emotionen nicht oder nicht vollständig verarbeitet werden. Dann bleiben sie quasi hängen, wie ein Download einer zu großen Datei. Diese nicht verarbeiteten Emotionen führen von vermeintlich unerklärlichen Zuständen wie eine vorher nie da gewesene Angst bis hin zu Krankheiten.

Nicht verarbeitete Gefühle – und ich meine nicht schöngeredet oder sich damit abgefunden, sondern verarbeitet – hinterlassen Spuren in unserem Stresserinnerungs-Nervensystem. So wie das Nervensystem von chronische Schmerzpatienten nicht mitbekommen hat, dass der eigentliche Auslöser längst verschwunden ist und immer noch Schmerzimpulse aufgrund von gespeicherten und „hängen gebliebenen" Informationen sendet, verhält es sich auch mit unseren Emotionen.

Es geht also darum, Ihre Emotionen überhaupt bewusst wahrzunehmen und vollumfänglich zu verarbeiten, wenn Sie gesund bleiben wollen. Und genau hier liegt der Schlüssel, in der Verarbeitung. Diese geschieht normalerweise nachts in den sogenannten REM (Rapid Eye Movement) Phasen. Sind diese jedoch aufgrund von körperlichem oder sonstigem Stress gestört, werden unangenehme Emotionen wie Wut, Ärger, Hass oder Trauer eben nicht mehr automatisch verarbeitet. So können sie später unbewusst zu körperlichem Stress wie Gallensteinen, Bauchschmerzen oder anderen Symptomen führen.

Was tun, um dem vorzubeugen? Um es erst gar nicht so weit kommen zu lassen und um dafür zu sorgen, dass es Ihnen auf allen Ebenen gut geht, können Sie selbst vieles tun. Eine Methode ist z. B. die *Butterfly* Technik, die ich im Kapitel „Urlaubsstress ade" ausführlich erkläre.

Gönnen Sie sich immer wieder eine Extraportion Ruhe und Entspannung. Wenn Sie auf Ihre Gedanken achten, sich dazu noch bei frischer Luft bewegen, ggf. Sport treiben und sich ausgewogen mit viel frischem Gemüse und Obst ernähren, kommen Sie auch fit durch den Winter!

Wie Stress und Angst entstehen und wie sie sich äußern

Das Wort Stress ist für viele Menschen mit der Assoziation verbunden, viel zu tun zu haben. Stress ist allerdings weit mehr als das. Es gibt emotionalen, seelischen und somatischen, also körperlichen Stress.

Beispiele für körperlichen Stress sind z. B. Schlafmangel, Hunger, Schmerz, Atemnot. Beispiele für emotionalen Stress sind Emotionen wie z. B. Angst, Wut, Ärger, Schuldgefühle, Trauer.

Evolutionstechnisch gesehen ist es nach wie vor so, dass wir bei Gefahrensituationen nur zwei Möglichkeiten haben, nämlich Angriff oder Flucht. Stellen Sie sich vor, was früher passierte, wenn wir einem Säbelzahntiger über den Weg liefen.

Da haben wir nicht überlegt, ob wir das Körbchen mit unseren gesammelten Beeren nachher wieder finden würden. Nein, wir haben die Beine in die Hand genommen und sind weggelaufen. Zum Weglaufen brauchten wir Energie, und alles, was wir nicht benötigten, wurde quasi abgestellt.

Dieses alte Muster schlummert noch immer in uns, wenn es um reale oder mentale, also vom Gehirn als Gefahr eingestufte Situationen geht. Die Amygdala, die sogenannten Mandelkerne in unserem Gehirn (genau genommen im limbischen System = Emotionsgehirn), schlägt Alarm, wenn eine Situation als gefährlich eingestuft wurde. Die Amygdala ist wesentlich an der Entstehung der Angst beteiligt und spielt allgemein eine wichtige Rolle bei der emotionalen Bewertung und Wiedererkennung von Situationen sowie der Analyse möglicher Gefahren: Sie verarbeitet externe Impulse und leitet die vegetativen (unbewussten) Reaktionen dazu ein.

Zusammen mit dem Hypothalamus setzen die „Mandeln" den Sympathikus, die Hypophyse und die Nebennieren in Gang. Das heißt, der Teil des vegetativen Nervensystems erhöht die nach außen gerichtete Handlungsbereitschaft: kämpfen oder fliehen. Die Hirnanhangdrüse ist eine Hormondrüse und regt unter anderem die Adrenalindrüsen in den Nebennieren an. Alles zusammen führt zur Produktion der Grundstresshormone Adrenalin und Cortisol.

Als Resultat dieser Hormonaktivitäten wird die Herzfrequenz gesteigert und der Blutdruck erhöht. Mehr Blut wird in die Muskeln gelenkt, wiederum als Vorbereitung auf das Kämpfen oder Fliehen. Im Englischen spricht man von *fight or flight*. Beim Gegenteil, einer Versteinerungsreaktion, wird sowohl der Blutdruck als auch die Herzfrequenz gesenkt.

Wenn es sozusagen um Leben und Tod geht, weiß der Körper, dass keine Zeit bleibt für die Verdauung. Deshalb wird der Verdauungsprozess stillgelegt, indem der Blutzufluss in den Magen, die Produktion von Verdauungsenzymen und auch die Speichelmenge reduziert werden. Auch das Immunsystem ist dann nicht so wichtig und funktioniert auf Sparflamme. Bei chronischem Stress werden auch die Sex- und Reproduktionsfunktionen heruntergefahren.

Der Körper ist also sehr intelligent. Er weiß, was in einer temporären Krise zu tun ist. Aber solch eine Lösung, die den ganzen Körper auf Trab hält, sollte nur kurze Zeit dauern. Wenn Stress-Reaktionen über längere Zeit anhalten, immer wieder erneuert oder sogar chronisch werden, dann verkehren sich die ursprünglich schützenden Aktivitäten ins Gegenteil: Sie schaden dem Körper.

Wie Zeitstress krank macht und wie Sie sich schützen

Kennen Sie das: Nur noch schnell am Briefkasten vorbei, noch schnell die Mails checken, schnell noch die Mutter zurückrufen, dann aber auch zackig ab ins Büro und auf dem Weg dorthin noch schnell was frühstücken?

Heutzutage wird vieles im Leben komplexer, und einige Menschen glauben, dass sie mit dem Thema Zeit besser klarkommen, wenn sie noch schneller laufen, noch schneller machen. Doch ganz das Gegenteil ist der Fall!

Stress sollte deswegen nicht als schicker Modetrend gesehen und auf die leichte Schulter genommen werden. Die Auswirkungen von chronischem Stress können sich ansonsten durch psychische Erkrankungen und/oder körperliche Symptome bemerkbar machen. Das erlebe ich jeden Tag bei Klienten in meiner Coachingpraxis.

Die Symptome reichen z. B. von Schlafmangel über Angst- und Panikattacken, Selbstvorwürfe und Bauch- oder Kopfschmerzen bis hin zu depressiven Zuständen. Die Palette an somatischen Auswirkungen, die durch Stress bedingt oder verstärkt werden können, ist gleichwohl größer als die erwähnten Beispiele.

Hier zwei Tipps, wie Sie sich selber vor Stress und somit auch vor den Folgen schützen können:

- Verordnen Sie sich regelmäßig ein Tempolimit und steigen Sie bewusst aus dem Hamsterrad von höher, schneller und noch schneller aus! „Das geht aber doch nicht!", sagen Sie? Doch, es geht! Bewusstes langsamer machen ermöglicht den klaren Blick auf die Dinge.

Körper und Seele brauchen Zeiten der Regeneration.

- Planen Sie täglich feste Zeiten in Ihrem Kalender für sich selbst ein! Sie können diese Zeitfenster beispielsweise in Ihrer Lieblingsfarbe eintragen oder im PC hinterlegen, das schafft weitere angenehme Assoziationen. Wenn Sie ja sonst auch alles planen, warum eigentlich bisher noch keine feste Zeit für sich selbst?

In dieser Zeit können Sie dann alles machen, worauf Sie Lust haben: lesen, mit Freunden telefonieren, zum Sport gehen oder auch ganz einfach nichts.

Ja, Sie haben richtig gelesen: nichts tun, also nichts Aktives. Gönnen Sie sich beispielsweise Ihre Zeit auf dem Sofa zum Abschalten, kreative Gedanken entwickeln oder Meditieren.

Lassen Sie sich überraschen, welche Veränderungen sich bereits nach kürzester Zeit einstellen werden, wenn Sie täglich Qualitätszeit für sich schaffen!

Urlaubsstress ade

Da sind sie nun. Die von allen Familien lang ersehnten Ferien. Jetzt heißt es für die Schüler schulfrei, und das setzt den einen oder anderen Erwachsenen schon mal unter Druck oder Stress. Vielleicht geht es mit dem Auto in den Urlaub, oder das Freizeitprogramm für zuhause wird geplant. Der bis dato geregelte Tagesablauf verändert sich.

So mussten die meisten von uns schon mal Erfahrungen mit Stress beim Kofferpacken, während der Urlaubsvorbereitungen, mit Staus auf der Autobahn oder mit verspäteten Flügen machen. Schnell stellen sich dann Gefühle wie Wut, Ärger oder Aggression ein.

Was aber nun machen, damit der Urlaub schon schön entspannt anfängt oder der Ärger wie verflogen ist? In diesem Kapitel möchte ich Ihnen eine Technik verraten, die ich auch meinen wing-wave® Coaching-Klienten als Selbstcoaching-Tool empfehle:

Probieren Sie es mit der *Butterfly*-Technik! Diese Selbstcoaching-Technik bewirkt eine bilaterale Hemisphären-Stimulation: Das Gehirn wird ent-stresst, negative Gefühle werden ab- und positive Gefühle aufgebaut. So einfach diese Technik ist, so genial ist ihre Wirkung!

- Setzen oder legen Sie sich bequem hin. Im Stehen geht es natürlich auch. Wichtig ist, dass Sie die Beine nicht überkreuzen, sondern parallel zueinander halten.

- Kreuzen Sie die Arme über dem Brustkorb, so dass Ihre Hände die beiden Schultern berühren können.

- Nun berühren Sie mit den beiden Handflächen die Schultern durch leichtes abwechselndes Klopfen (ca. einmal pro Seite innerhalb einer Sekunde). So erreichen Sie den gewünschten neuronalen Stimulationseffekt, der dazu führt, dass Sie Stress abbauen.

- Tappen (also klopfen) Sie solange abwechselnd, bis Sie eine emotionale Veränderung bemerken oder tief atmen müssen.

- Wiederholen Sie das solange, bis der Ärger verflogen ist oder sich in Luft aufgelöst hat.

Gerade jetzt zur Ferienzeit, aber auch im Business, wann immer Sie Stress haben, wütend, ärgerlich sind oder andere negative Gefühle in sich aufsteigen spüren, ist die *Butterfly*-Technik hervorragend geeignet, sich selbst zu entstressen.

Stressfrei mit Herzintelligenz: Wie Sie Ihr Herz zum Stressabbau nutzen

Stressige Situationen wie Termin- oder Leistungsdruck, Störungen im Arbeitsablauf und ein hohes Arbeitstempo gehören laut dem Fehlzeiten-Report von 2011 zu den TOP Ten der starken Belastungen. Sie nehmen Einfluss auf unser Wohlbefinden und unsere Gesundheit.

Was kann man tun, um mit solchen Situationen angemessen umzugehen? Es ist ja unrealistisch zu glauben, man könnte ihnen aus dem Weg gehen. Im Gegenteil – durch immer neue Technologien und die damit verbundenen Kommunikationsmöglichkeiten steigt auch die Anzahl der potenziellen Stressquellen im beruflichen und privaten Bereich.

Wichtig ist dabei unser Umgang mit dem Stress. Was wir persönlich als stressig empfinden, ist eng mit unserer individuellen und subjektiven Wahrnehmung verbunden.

So gerät jemand vielleicht in Stress, wenn ein Kunde anruft, mit dem er noch etwas klären muss. Ein anderer bleibt in der Situation allerdings ruhig und gelassen.

Unsere Gefühle haben eine sehr große Bedeutung, denn als erstes erleben wir den Stress in unserer Gefühlswelt. Zu stressigen Situationen gehören negative Gefühle wie Angst, Ärger oder Resignation. Dann reagiert auch unser Körper entsprechend mit Zittern, Anspannung oder Müdigkeit.

Den Gegenpol dazu bilden positive Gefühle wie Freude oder Zufriedenheit. Können Sie sich vorstellen, solche Gefühle zu haben und sich gleichzeitig in einer stressigen Situation zu befinden? Das ist völlig ausgeschlossen.

Deshalb möchte ich Ihnen in diesem Kapitel eine Technik aus der Hypnosetherapie vorstellen, mit der Sie es schaffen, mit Hilfe Ihrer positiven Gefühle wieder zu Wohlbefinden und Gelassenheit zurückzukommen.

Die Rede ist von der Herzintelligenz. Unsere Gefühle verändern unsere Körperempfindungen und unsere Gedanken am schnellsten.

So funktioniert der Stressabbau durch Herzatmung:

- Setzen oder legen Sie sich hin, und schließen Sie die Augen.

- Stellen Sie sich Ihr Herz vor. Das können Sie so tun, wie es Ihnen gefällt, z. B. als das real pumpende Herz oder als ein Herz Ihrer Phantasie. Nehmen Sie die erste bildliche Assoziation, die Sie haben.

- Denken Sie jetzt ganz bewusst an Ihr Herz. Sie können zur Verstärkung des Gefühls auch Ihre Hand auf die Brust legen.

- Während Sie an Ihr Herz denken, atmen Sie langsam tief ein und aus.

Stellen Sie sich vor, dass mit jedem Einatmen langsam und sanft Ruhe, Liebe und Geborgenheit in Ihr Herz strömen wie eine Meereswelle. Bei jedem Ausatmen stellen Sie sich vor, wie Sie Anspannung und Stress ausatmen, so wie eine Meereswelle über einen Sandstrand zurück ins Meer fließt.

Spüren Sie, wie sich mit jedem Ein- und jedem Ausatmen Ihr ganzer Körper immer mehr und mehr entspannt. Ihr Gesicht, Ihr Oberkörper, Ihre Arme und Beine entspannen sich immer mehr. Auch alle Muskeln in Ihrem Gesicht entspannen sich.

- Während Sie Ihrem natürlichen Rhythmus folgen und ein- und ausatmen, denken Sie an etwas Schönes und erinnern sich an das angenehme Gefühl. Es kann ein Gefühl für eine geliebte Person sein, für einen Ort, den Sie lieben oder eine Tätigkeit, die Sie lieben.

Bleiben Sie in diesem schönen, so angenehmen Gefühl und lassen Sie es sich mit jedem Atemzug weiter in Ihnen ausbreiten. Mit jedem weiteren tiefen Atemzug fühlen Sie sich vollkommen wohl und erholt.

Bleiben Sie in diesem Gefühl, bis Sie spüren können, dass Sie sich entspannt und erholt fühlen.

Da unsere Amygdala (der Bereich im limbischen System des Gehirns, der für die Entstehung von Angst und Stress verantwortlich ist) auf der gleichen Schwingungsfrequenz liegt wie der Sinusknoten unseres Herzens, wird die Herzvarianz durch das bewusste fokussierte Atmen verbessert. Das wiederum führt dazu, dass die Amygdala-Reaktion heruntergefahren und der Stress abgebaut wird.

Probieren Sie es aus, und lassen Sie sich von der erstaunlich schnellen Wirkung und dem angenehmen Gefühl überraschen.

Das „Ich-fühl-mich-wohl"- Programm zum Stressabbau für zwischendurch

Kennen Sie auch das Gefühl, ängstlich zu reagieren? Wer sich dauernd unter Druck fühlt, häufig am Rande der Erschöpfung durchs Leben läuft oder sich dauerhaft zu sehr anstrengt, wird leichter von Angst bedroht.

Mit einfachen Übungen können Sie mit allen Sinnen auftanken und Ihren Stress reduzieren. Dazu lohnt es sich, die Übungen mehrmals am Tag zu machen.

Sorgen Sie für weniger Stress und mehr innere Sicherheit, indem Sie über alle fünf Sinne auftanken.

Die folgenden kleinen Übungen helfen Ihnen dabei:

- **Sehen:** Betrachten Sie etwas, das Ihnen gut gefällt, z. B. ein Urlaubsfoto, vielleicht einen in herbstliche Farben gehüllten Baum vor dem Fenster oder Ihre Lieblingspflanze. Geben Sie sich währenddessen kurzen Tagträumen hin.

- **Hören:** Hören Sie Ihr Lieblingslied oder eine entspannende Musik. Wenn Sie gerade keinen PC oder kein anderes Gerät in der Nähe haben, um Musik abspielen zu können, können Sie Ihr Lieblingslied auch einfach summen oder singen.

Das hat gleichzeitig den Vorteil, dass die Amygdala, unsere Alarmglöckchen im Gehirn, ruhig ist, was zur Folge hat, dass wir weniger oder keine Angst verspüren.

- **Riechen:** Angenehme Düfte lindern die innere Anspannung! Daher riechen Sie an etwas für Sie Angenehmem. Das kann z. B. ein Parfüm, eine Vanilleschote, eine duftende Blume oder auch der Geruch in der Natur sein.

- **Schmecken:** Eine Kleinigkeit zwischendurch belebt die Geschmackssinne. Das kann Obst, ein Stückchen Schokolade oder ein Tee sein. Gönnen Sie es sich mit geschlossenen Augen und genießen Sie den Geschmack ganz bewusst.

- **Fühlen:** Machen Sie einen Body Scan: Wandern Sie in Gedanken durch Ihren gesamten Körper und spüren Sie genau hin. Gibt es Verspannungen? Wie genau fühlt sich jede Stelle in Ihrem Körper an? Dehnen und strecken Sie sich, und lockern Sie anschließend ganz bewusst die Muskeln, insbesondere an Kiefer, Stirn, Nacken und Schultern.

- **Sorgen Sie für Druckausgleich!** Legen Sie die Hände an die Schläfen, sodass die Fingerspitzen sich in der Mitte über dem Kopf treffen. Üben Sie nun leichten Druck auf den Kopf aus, während Sie ca. zehn tiefe Atemzüge nehmen. Das führt Sie ebenfalls zurück ins seelische Gleichgewicht.

Ich wünsche Ihnen viel Spaß mit Ihrem „Ich-fühl-mich-wohl"-Programm!

Stress abbauen durch Augenturnen

Jeden Tag erleben wir Stressiges. In der Regel verarbeiten wir unsere Tages- und Stresseindrücke in der Nacht, in der sogenannten REM-Phase, in der wir unsere Augen schnell hin und her bewegen. REM steht für *Rapid-Eye-Movement*.

Sicherlich haben Sie diese Augenbewegungen schon einmal bei schlafenden Kindern beobachten können.

Da die Augen sehr eng mit dem Gehirn zusammenhängen, werden dabei beide Hirnhälften stimuliert, und auf diese Weise werden durch die rasche Augenmotorik neurobiologische Daten abgespeichert und letztlich auch verarbeitet.

Einigen ist dies ggf. bekannt unter dem Begriff EMDR (*Eye Movement Desensitization and Reproces-*

sing, eine Psychotherapiemethode zur Traumabehandlung).

Um sich nun auch tagsüber in den Genuss dieser hilfreichen REM-Phasen zu bringen um zum Beispiel Stress abzubauen, kann man sich auch selber coachen, indem man die Augen in Bewegung bringt.

Das belebt und lockert die jeweils sechs Muskelpaare, die unseren Augapfel und somit unseren Blick steuern. Der Blick wird im Alltag leider oft sehr starr – wir starren in den Fernseher, in den Monitor, aus dem Fenster: der sogenannte Tunnelblick oder starre Blick.

Da man bei Stress nur noch ein kleines Format vor sich sieht, spricht man in der Pilotensprache auch vom Stress-Fenster. Das heißt, alle wichtigen Schalter für eine Notsituation sind zentral im Blickfeld angeordnet, da gestresste Menschen Dinge eben nur im eingeschränkten Blickfeldradius wahrnehmen können

Das Wort Emotion beinhaltet ja das Wort *Motio*, was Bewegung heißt. Es geht also darum, das System wieder in Bewegung zu bringen, um Stress abzubauen.

Vorstellen können Sie sich das wie bei einem PC: Wenn der sich „aufgehängt" hat, müssen Sie das System auch neu starten und wieder in Bewegung bringen.

Dafür empfiehlt sich die folgende Übung, das *Augenturnen*:

- Suchen Sie sich jeweils links und rechts von Ihnen einen Gegenstand im Raum, den Sie sich als Fixpunkt merken können.

- Bewegen Sie nun Ihre Augen, und zwar nur die Augen, nicht den Kopf, zwischen diesen beiden Gegenständen hin und her.

- Machen Sie das solange, bis Sie merken, dass Sie sich entspannter fühlen.

Am Anfang fühlt sich das sicherlich etwas ungewohnt an. Allerdings werden Sie bei regelmäßiger Anwendung merken, wie es immer leichter geht und Ihnen somit noch schneller zum Ent-Stressen verhilft.

Nach dem Augenturnen lassen Sie die Augen in die Ferne schweifen, ohne zu fokussieren. Sie werden feststellen, dass Sie nun einen sehr weiten Blickradius haben und ohne Augenbewegung ganz viel links und rechts in die Peripherie wahrnehmen können.

Diesen Tagtraum-Blick nennt man auch den peripheren Blick. Der positive Nebeneffekt: Unsere Mitmenschen nehmen diesen Blick als freundlich, interessiert oder warm wahr.

Ein starrer, gestresster Blick kann beim Gegenüber jedoch Spannungen und unangenehme Gefühle auslösen. Durch den gelösten Blick können wir nicht nur uns selbst locker machen, sondern auch eine angenehme Kommunikations-Atmosphäre schaffen. Zudem können durch gezieltes Augenturnen auch die Gedanken wieder fließen und die Kreativität durch die Mental-Erfrischung in Fluss kommen.

Wie Sie dem Stress die rote Karte zeigen

Der Job, ein fieser Kollege, die E-Mail-Flut. All das stresst Sie? Einkaufen, im Stau stehen, Alleinsein, Langeweile und und und – auch das nervt einige von uns. Ergo: Eigentlich kann uns alles stressen. Tut es aber nicht, oder besser gesagt, nicht jeden von uns! Doch was ist der Unterschied? Warum fühlt sich der Eine häufig von vielem gestresst, während der Andere die Ruhe weg hat, oder alles an ihm abprallt? Das Zauberwort heißt Grund-stressniveau oder Arousal.

Bildlich können Sie sich das so vorstellen: Ein Wasserglas ist randvoll gefüllt, ein anderes bis zur Hälfte. Was, meinen Sie, wird passieren, wenn der nächste Tropfen dazukommt? Genau! In dem einen Glas schaukelt und bewegt es sich etwas. Das randvolle Glas läuft erbarmungslos über. Dabei ist es auch völlig egal, ob der Wassertropfen positiv oder negativ geladen ist, es sich also um Eustress oder Disstress handelt.

Das Ziel ist Balance, also das halbgefüllte Wasserglas, damit uns Ereignisse nicht zum Überlaufen bringen, also stressen, und uns emotional nicht aus der Bahn werfen. Was können Sie dafür tun?

Hier eine weitere sehr wirksame Selbstcoaching-Methode: Rote Karte oder Stopp!

Wenn Sie merken, dass Sie genervt oder gestresst sind, und Ihre Gedanken mal wieder unkontrolliert in Ihnen vor sich herdenken, machen Sie sich das bewusst und ziehen Sie gedanklich die rote Karte bzw. ein Stopp-Schild! Visualisieren Sie in dem Moment vor Ihrem geistigen Auge tatsächlich ein Stopp-Schild, wie wir es aus dem Straßenverkehr kennen! Dann switchen Sie wie bei einer Fernbedienung um. Wählen Sie ein freundliches Programm mit schönen Bildern und Sätzen!

Kreieren Sie visuell genau den Zustand, den Sie erreichen wollen. Erleben Sie ganz intensiv, welche Kraft diese magische Vorstellung des Wunschzustandes in Ihnen auslöst. Steigern Sie sich richtig in Ihr Wohlgefühl hinein!

Ich wünsche Ihnen viel Spaß beim Ausprobieren! Sie werden von der verblüffend guten und befreienden Wirkung sicherlich positiv überrascht sein.

Wie Sie nie mehr in Stress geraten

Stress? Was ist das überhaupt? Viel gearbeitet haben, viel um die Ohren haben? Ja, sicherlich bezeichnen viele Menschen diese typischen Beispiele als Stress. Doch das, was uns heutzutage stresst, ist viel mehr: Termindruck, Konflikte im Team oder in der Partnerschaft, Existenzangst oder Krankheiten sind nur einige Beispiele.

Aus neurobiologischer Sicht können wir Stress in verschiedene Arten unterteilen: Emotionalen, körperlichen oder sogar systemischen Stress. Einerseits ist es ja heutzutage schick, Stress zu haben, um gesellschaftlich angesehen zu sein.

Wenn man öffentlich sagt: „Mir geht es richtig gut!", wird man ja schon fast schief angeschaut: „Wie, ist es bei dir etwa nicht stressig?"

Auf der anderen Seite kommen immer mehr Menschen zu der Erkenntnis, dass Stress nicht nur tierisch ungesund ist und Krankheiten fördert, sondern dass wir selbst Gestalter unserer Wirklichkeit und somit auch unseres Stresses sind.

Ich kann mir vorstellen, dass jetzt bei einigen von Ihnen die Alarmlampen angehen: „Wie kann man nur so etwas behaupten?" Allerdings müssen wir der Tatsache ins Auge sehen, dass die Vorstellung die Wirklichkeit erschafft. Nichts anderes nutzen wir in positiver (!) Form im Mentaltraining.

Was bedeutet das nun für unseren Alltag? Konkret heißt es, dass die Umstände nichts mit der Art, wie Sie sich fühlen, zu tun haben – auch wenn das auf den ersten naiven Blick so wirken mag.

Haben Sie sich schon einmal gefragt, wie die Menschen in den armen afrikanischen Ländern glücklich sein können trotz der Umstände, in denen sie leben? Es muss wohl doch etwas mit der inneren Haltung zu tun haben, mit der wir Situationen und Menschen gegenüber treten.

Aber wie können wir diese innere Einstellung beeinflussen? Ganz einfach! Indem wir uns als erstes bewusst machen, dass wir selbst es sind, die Einfluss auf unsere Gefühle haben!

Ich weiß, dass diese Erkenntnis manchen Menschen unangenehm ist, weil sie keine Ausreden mehr bietet für das eigene Verhalten und das eigene Leben. Allerdings ist es der einzige und zudem ehrliche Weg. Alles ist so schwer oder so leicht, wie Sie es nehmen!!

Ein Großteil unserer Realität oder unserer Wahrnehmung der Realität ist geprägt von den Medien. Was, meinen Sie, würde passieren, wenn alle Medien neben allen Hiobsbotschaften auf einmal auch Positivmeldungen verkünden würden? Richtig! Wir würden auf einer anderen Gefühlslage schwingen und somit auch etwas anderes (unbewusst) aussenden.

Allerdings ist dies gar nicht gewünscht, denn zu viele selbstbestimmt denkende Menschen hätten eine unglaubliche Macht.

Werden Sie sich bewusst, dass Sie selbst durch Ihr Denken und die dadurch hervorgerufenen Gefühle die Ursache für die Auswirkungen setzen!

Ein schöner Beweis, um dies jedem deutlich zu machen ist der *Myostatik*-Test, den ich bei meinen Klienten anwende. Dazu lasse ich am Anfang einen Klienten an eine „doofe Person" denken, jemanden, der nervt, ärgert oder stresst. Der Muskeltest fällt schwach aus und zeigt somit deutlichst Stress an.

Beim Gegenbeispiel mit einer „netten Person" hält das Ergebnis bombenfest. Obwohl beide Personen nicht anwesend waren, entscheidet unser Kopf durch die Gedanken, die wir haben, über unseren körperlichen und emotionalen Zustand!!

Entscheiden Sie sich also bewusst für positive Bilder, die wiederum positive Gefühle in Ihnen bewirken, um nützliche, förderliche und somit positive Auswirkungen zu schaffen!

Wieso unser Körper wie unser Rechtssystem funktioniert

Viele Menschen sind der Überzeugung, dass Krankheiten „aus heiterem Himmel" kommen. Doch wenn wir uns das einmal genauer anschauen, muss der eine oder andere erkennen, dass das nicht der Fall ist.

Alles, auch im Bereich der Gesundheit, folgt den Gesetzmäßigkeiten von Ursache und Wirkung. Nur, weil wir nicht immer die Ursache sofort bewusst sehen, heißt das nicht, dass es keine gibt.

Vergleichen wir dazu einmal unseren Körper mit unserem Rechtssystem.

Stellen Sie sich vor, Sie haben sich ein Auto gekauft und zahlen die erste Rate nicht. Dann bekommen Sie einen netten Brief, eine höfliche Erinnerung. Also ganz freundlich.

Wenn Sie in eine „Fehlhaltung" gehen macht Ihr Körper es genauso.

Sie wachen morgens auf und merken: „Irgendwie bin ich heute nicht gut drauf." Es tut nichts weh, und Sie denken deswegen auch nicht darüber nach, was Ihnen das sagen soll. Schließlich ist es zwei Stunden später ja auch schon wieder weg.

Bleiben wir weiter bei dem Beispiel mit der Autorate. Wenn Sie nichts verändern, also metaphorisch gesprochen die Rate zahlen, bekommen Sie eine Mahnung. Diese 1. Mahnung enthält dann auch schon Kosten, das heißt, es fängt langsam an, weh zu tun. Dann kommen Überlegungen wie „Habe ich mich verlegen oder Zug abbekommen?" Jedenfalls wird es akut.

Sie zahlen Ihre Rate immer noch nicht. Schließlich bekommen Sie einen, nennen wir es mal Binnenbrief: „Wenn Sie nicht binnen 8 Tagen zahlen, übergeben wir den Fall unserer Rechtsabteilung."

Das macht der Körper auch. Inzwischen haben Sie nicht mehr zu ignorierende Symptome wie z. B. Schmerzen. Jetzt allerdings nur zum Arzt zu gehen, um sich etwas gegen das Symptom geben zu lassen ist ungefähr so sinnvoll, wie zu sagen: „Wenn im Auto die Öllampe leuchtet, schaue ich nicht, was die Ursache ist, sondern klebe ein Blatt Papier darüber, dann sehe ich das Blinken nicht mehr."

Wenn Sie sich jetzt also freuen, dass Sie das Blinken nicht mehr sehen und denken, damit sei die Sache erledigt, ist sie das natürlich nicht, nur weil Sie das akute Signal abgestellt haben. Sie sind also immer noch krank, merken es aber lediglich nicht mehr.

Als nächstes bekommen Sie einen Zahlungsbefehl. Jetzt geht es vor Gericht, wenn Sie Ihre Rate weiterhin nicht zahlen. Auf körperlicher Ebene ist Ihr Leiden jetzt chronisch geworden. Von nun an bekommen Sie eine Dauermahnung. Und wenn Sie weiterhin nichts tun, kommt irgendwann der Gerichtsvollzieher und pfändet.

Das heißt übersetzt, ab jetzt kommen schwere Krankheiten, um Sie wachzurütteln. Natürlich könnten Sie immer noch Ihre Rate zahlen, inzwischen sind allerdings Zinsen und Gerichtskosten dazu gekommen. Sie können aber trotz allem immer noch bezahlen.

Unser Körper will uns also mit Krankheiten und Symptomen nicht ärgern, sondern uns dazu bringen, auf den richtigen Weg zurück zu kehren.

Bildlich gesprochen bekommen Sie Ihren gepfändeten Kraftfahrzeugbrief zurück, der Kuckuck wird entfernt, und die Sache ist erledigt. Zwar mit vielen Unannehmlichkeiten, aber immerhin nach Zahlung erledigt.

Genauso können Sie jederzeit zu Bewusstheit kommen und Ihre Geisteshaltung ändern. Das ist der Zustand, den Mediziner Spontanremission nennen, wenn sie ihn nicht anders erklären können.

Jetzt mag der eine oder andere denken, das geht aber so nicht! Doch, so geht es. Das erlebe ich regelmäßig mit meinen Klienten und auch an mir selbst. Die Gesetzmäßigkeiten von Ursache und (Aus-)Wirkung gelten also in allen Bereichen, auch wenn sie uns in einigen Bereichen vertrauter sind als in anderen.

Nocebo-Effekt: Wenn der Glaube krank macht

Vom *Placebo*-Effekt haben Sie sicherlich schon gehört. Aber wie steht es um den *Nocebo*-Effekt? Das Wort *Nocebo* kommt vom lateinischen *nocere* = schaden, sodass *Nocebo* wörtlich übersetzt „ich werde schaden" heißt. Er stellt somit den Gegenpol zum *Placebo*-Effekt (ich werde gefallen) dar. Im Gegensatz zur positiven Wirkung beim *Placebo*-Effekt erfolgt beim *Nocebo*-Effekt eine negative Reaktion.

Sowohl der *Placebo*- als auch der *Nocebo*-Effekt beruhen auf einer Erwartungshaltung, was die Wirksamkeit eines Präparates betrifft. In diversen alten Schriften heißt es zu Recht: „Der Glaube versetzt Berge." Gemeint ist damit, dass unsere Erwartungshaltung unsere Wahrnehmung und unser Empfinden massiv beeinflusst.

Unsere Erwartungshaltung ist oft unbewusst und beruht meistens auf Konditionierungen. So kann bei einem Patienten die Befürchtung aufgebaut werden, dass ihn bestimmte äußere Einwirkungen krank machen. Diese Personen erkranken dann auch tatsächlich, es können die entsprechenden Symptome bei ihnen beobachtet und auch gemessen werden.

Ein den meisten geläufigeres Erklärungsmodell ist die selbsterfüllende Prophezeiung (*self-fulfilling prophecy*). Zu den Auslösern oder Verstärkern gehören u. a. (Fehl-)Diagnosen von Ärzten oder ausführliche Erläuterungen zu möglichen Nebenwirkungen, z. B. bei wissenschaftlichen Studien.

Wenn man beispielsweise diverse Aussagen des Patienten mit dem *Myostatik*-Test auf Stress untersucht, fällt das Testergebnis sehr oft negativ, also stressend aus.

Jedes Wort zählt! Jeder von uns wird schon einmal erlebt haben, wie Worte wirken können. Man kann Liebeserklärungen machen oder jemanden mit Worten richtig verletzen. In beiden Fällen handelt es sich „nur" um Worte.

Wenn man sich der Tatsache bewusst wird, dass jedes Wort zählt, wird einem klar, warum Sprachbewusstsein nicht nur in alltäglichen Gesprächen, sondern besonders im therapeutischen Kontext allentscheidend ist.

Hypnose als Beispiel wirkt aufgrund der positiven Suggestionen besonders angenehm und förderlich auf unser Unterbewusstsein, während Beipackzettel, ausgiebige Risikoaufklärungen und ähnliches oft zu heftigsten Reaktionen des Patienten führt.

Während der *Placebo*-Effekt bewirkt, dass ein Scheinmedikament häufig stärkere und bessere Wirkung zeigt als das eigentliche Präparat, so ist es beim *Nocebo*-Effekt genau umgekehrt.

Die Angst, was alles passieren könnte (weil im Beipackzettel ja ausreichend Beispiele dafür genannt sind), führt häufig dazu, dass sich unsere Biochemie unseren inneren (oft unbewussten) Überzeugungen anpasst und uns somatisch, also körperlich, genau das spiegelt, was wir denken bzw. wovon wir unbewusst überzeugt sind.

Wie schützt man sich vor dem Nocebo-Effekt?

Folgende Strategien können Sie einsetzen:

• Meiden Sie die Gesellschaft von Menschen, die ständig nur über Krankheiten und Gebrechen reden.

• Unterbrechen Sie bewusst Katastrophenphantasien über Krankheiten, und wenden Sie sich positiven Dingen zu.

- Wenn Sie sich schon mit Krankheiten befassen müssen, suchen Sie nach Lösungswegen für den Fall, dass Sie erkranken.

- Lesen Sie Biographien und Berichte von Menschen, die Krankheiten überwunden haben.

- Richten Sie Ihre Gedanken auf die Gesundheitsvorsorge, und werden Sie aktiv.

- Suchen Sie nach Beweisen, weshalb es Sie nicht treffen wird, statt sich mit einer möglichen Erkrankung zu befassen.

Was uns Krankheit sagen will

Der Magen zwickt mal wieder. Ausgerechnet heute, wo doch das wichtige Gespräch mit dem Chef ansteht. Und die Kopfschmerzen kündigen sich wie immer pünktlich zum Wochenende an.

Purer Zufall – oder steckt eine Botschaft unseres Körpers hinter den Beschwerden? Haben Sie sich schon einmal gefragt, warum einige Menschen krank werden und andere nicht? Zufall? Glück? Viel zu selten kommen wir auf die Idee, dass Schmerzen, Schwächegefühle & Co. eine psychische Ursache haben könnten.

In diesem Kapitel möchte ich Ihr Bewusstsein zum Thema Gesundheit – Krankheit erweitern. In meinen Coachings zu Gesundheitsthemen arbeite ich nach einem psychosomatischen Grundsatz, das heißt, es geht um den Zusammenhang zwischen unserem mentalen und emotionalen Seelenleben und dessen Wirkung auf unseren Körper. Somit ist Krankheit als Symbol zu verstehen. Als Symbol für Dysbalance, also Ungleichgewicht. Die Kunst und Aufgabe ist es hinzusehen, was uns die Krankheit, das Symptom sagen will.

Der Körper kann nämlich nicht von sich aus erkranken. Er ist nur die Projektionsfläche des Bewusstseins (Erlebbarkeit mentaler Prozesse). Jedes Gefühl, das man empfindet, findet seinen Ausdruck in der Projektionsfläche „Körper".

Der Körper macht sichtbar, welche Energien sich in ihm bewegen. Er ist wie eine Leinwand, die von sich aus keine Bilder entstehen lassen kann. Die Gedanken sind der Film, und das Bewusstsein entscheidet, welcher Film gerade läuft. Deshalb hat es auch keinen Sinn, Löcher in die Leinwand zu schneiden, wenn einem der Film nicht gefällt (Operationen) oder die Leinwand immer wieder weiß zu streichen (nur symptomatische Behandlung).

Wirkliche Verbesserung, Heilung und Veränderung sind nur dann möglich, wenn wir die Ursache verändern, also hinsehen, hinhören, hin fühlen und Bewusstsein schaffen für die Symbolik unserer Symptome. So sagt der Volksmund: „Der Gedanke daran macht mich krank", „Sich den Kopf über etwas zerbrechen", „Mir ist etwas auf den Magen geschlagen", „Die Verantwortung lastet auf meinen Schultern" etc.

Diese Zusammenhänge zwischen unseren Emotionen und unserem Körper finden sich zuhauf in unserer Sprache, und das wohl aus gutem Grund. Früher sagte man: „Er ist an gebrochenem Herzen gestorben." Auch in diesem Ausdruck lässt sich der stark unterschätzte Zusammenhang zwischen unangenehmen Gefühlen und unserem Körper deutlich erkennen.

Hier ein Beispiel:

Sie ärgern sich über Ihren Partner – und schon ziept es im Bauch. Unser Magen ist besonders anfällig für psychosomatische Beschwerden. So reichen oft schon wenige negative Gedanken aus, um die Produktion der Magensäure über das normale Maß hinaus anzukurbeln. Die Folge sind Bauchschmerzen.

Da alles im Leben bipolar ist, also aus zwei Polen besteht (Ebbe – Flut, hell – dunkel, gut – böse, Krankheit – Gesundheit), gehört zur Heilung von Krankheiten auch die Annahme des anderen Pols.

Vergleichen Sie Ihren Körper mit einem Auto. Stellen Sie sich vor, im Auto blinkt die Öllampe. Was tun Sie? Im Normalfall fährt man in die Werkstatt und lässt Öl nachfüllen bzw. den Ölstand überprüfen. Sie könnten auch einen Kaugummi nehmen und ihn über die Öllampe kleben, allerdings ist die Ursache des Problems damit nicht behoben.

Einige Menschen verhalten sich in Bezug auf ihren Körper allerdings genau nach dem Motto „Öllampe mit Kaugummi überkleben". Sie schauen nicht hin: Was will mir mein Körper denn sagen?

Um bei dem Autobeispiel zu bleiben: Was, meinen Sie, wird passieren, wenn es unter der zugeklebtem Öllampe weiter blinkt, Sie aber wie gewohnt weiterfahren im Sinne von weitermachen? Irgendwann sagt Ihr Auto: „Ich fahr' jetzt nicht mehr". Und genau so ist das mit Ihrem Körper auch. Wenn Sie ein Symbol oder mehrere nicht ernst nehmen, also nicht als Hinweis dafür verstehen, dass etwas nicht stimmt und aus dem Gleichgewicht geraten ist, wird auch Ihr Körper irgendwann komplett streiken, was heutzutage häufig als Burn-out tituliert wird. Um es nicht soweit kommen zu lassen, sorgen Sie regelmäßig für sich selbst und betreiben Sie Gedankenhygiene!

Die Bewusstwerdung von emotionalen Zuständen ist die Grundvoraussetzung, um Veränderung bewirken zu können und somit auch auf körperlicher Ebene für Gesundheit zu sorgen! In den Kapiteln „Urlaubsstress ade", „Stressfrei mit Herzintelligenz", „Stressabbau mit Augenturnen" und „Wie Sie dem Stress die rote Karte zeigen" bekommen Sie mentale Techniken vermittelt, die Ihnen dabei helfen.

Erkältung oder fit? Auf die Einstellung kommt es an

Wir bestimmen mit unseren Gedanken selbst darüber, ob wir fit bleiben oder krank werden!

„Das stimmt nicht. So etwas kann man doch nicht behaupten!", sagen Sie?

Haben Sie sich schon einmal gefragt, warum einige Menschen mit gewohnter Regelmäßigkeit jedes Jahr ihre Grippe bekommen, während andere Menschen immer davon verschont bleiben? Wir alle sind den Grippeviren gleichermaßen ausgesetzt.

Die Erklärung hierfür liegt in unseren Gedanken! Es sind sich selbst erfüllende Prophezeiungen. Wenn jemand damit rechnet, krank zu werden, sich als grippeanfällig betrachtet und sich in Gedanken immer nur mit allen möglichen Krankheiten beschäftigt, dann macht er sich durch diese gedanklichen, häufig nicht bewussten Autosuggestionen für diese Krankheiten anfällig.

Durch negative Gedanken (Autosuggestionen) schwächen wir die natürlichen Abwehrkräfte des Körpers und machen ihn so anfällig für Erkältungen.

Wenn Krankheitskeime auf einen gesunden Organismus treffen, kann das Immunsystem des Körpers in den meisten Fällen damit umgehen. Unser innerer Arzt arbeitet für uns. Ist der Organismus allerdings durch ständiges oder häufiges negatives Denken, durch ungesunde Ernährung, durch chronische Schmerzen und chronische Ängste geschwächt, dann sind auch die Abwehrkräfte erschöpft, und der Organismus hat nicht die Kraft, die Keime aus eigener Kraft abzuwehren oder zu vernichten.

Was wir erwarten oder befürchten, tritt mit großer Wahrscheinlichkeit ein (selbsterfüllende Prophezeiung). Durch viele Experimente ist der Zusammenhang zwischen unseren Gedanken und den Auswirkungen auf der Körperebene (Psychosomatik) inzwischen belegt. Wenn Sie beispielsweise damit rechnen, nach dem Schokoladenkonsum wieder Migräne zu bekommen, dann bekommen Sie durch Ihre Erwartungshaltung häufig tatsächlich Migräne. Genauso gut reden oder denken Sie eine Erkältung herbei, wenn Sie erwarten und damit rechnen, „sich etwas einzufangen", „sich anstecken zu können", „dass es Sie erwischt" oder „dass Sie sicher einen Schnupfen kriegen".

Achten Sie bei solchen Gelegenheiten einmal auf Ihre Gedanken! Sie werden feststellen, dass Sie sich ganz automatisch oder unbewusst einreden, wie schlecht zum Beispiel nasse Füße oder Haare für Ihre Gesundheit sind. Sie sehen sich möglicherweise schon mit Fieber im Bett liegen oder denken beim leichtesten Kribbeln in der Nase: „O Gott, es fängt schon wieder an, morgen bin ich bestimmt krank!"

Dass die meisten von uns so reagieren, hängt damit zusammen, dass wir von Kindestagen an von unseren Eltern und anderen Menschen eingeimpft bekamen, dass nasse Füße krank machen oder der Winter eine gefährliche Jahreszeit ist, in der man leicht krank wird. Wir haben diese vermeintlichen Wahrheiten so verinnerlicht, dass sie uns richtig erscheinen und wir sie auf Autopilot immer wieder abrufen.

Was können Sie tun, um Erkältungen vorzubeugen und gesund zu bleiben? Achten Sie auf Ihre Gedanken! Wenn Sie merken, dass Sie sich wieder einreden, Sie seien krankheitsanfällig oder Sie würden eine Grippe bekommen, unterbrechen Sie sofort diese Gedankenschlaufe! Nutzen Sie Autosuggestionen wie „Ich bin gesund und bleibe es auch. Meine Abwehrkräfte sind stark."

Wie Sie mit inneren Bildern Ihre Selbstheilungskräfte fördern

Kennen Sie das auch? Sie haben akute körperliche Beschwerden wie eine Erkältung oder Bauchschmerzen, und Sie merken, dass Sie aus den negativen Gedanken und Gefühlen nicht mehr rauskommen? „Es denkt sich so" in Ihnen, ohne dass Sie den Eindruck haben, es selbst beeinflussen zu können, und Sie fühlen sich immer schlechter statt besser? Dann möchte ich Ihnen hier eine Selbstcoaching-Methode vorstellen, mit der Sie es schaffen, Ihre Selbstheilungskräfte zu fördern und den Weg zur Gesundheit zu bahnen.

Gesundheits-Imaginationen oder Visualisierungen, also die Fähigkeit, Körper und Geist in einem Entspannungszustand miteinander in Verbindung treten zu lassen, ist eine geeignete Methode, seinen eigenen Weg zu Gesundheit und Wohlbefinden zu gehen und den „inneren Arzt" zu unterstützen.

Die Zusammenhänge zwischen unserem mentalen und unserem emotionalen Seelenleben und deren Auswirkungen auf den Körper sind aus der Psychosomatik schon lange bekannt. So gilt es herauszufinden und genau in den eigenen Körper hineinzuhören und zu fühlen, was er uns denn durch die Krankheit oder das Symptom mitteilen möchte. Beheben wir dann die Ursache bzw. ändern das, was für die Dysbalance gesorgt hat, zeigt sich auch auf der Körperebene in der körperlichen Auswirkung Besserung, und Heilung ist möglich.

So arbeiten Sie mit Gesundheits-Imaginationen:

- Setzen oder legen Sie sich bequem hin.

- Schließen Sie die Augen, und konzentrieren Sie sich erst einmal nur auf Ihren Atem, so dass er gleichmäßig, leicht und frei ein- und ausströmt.

- Wenn Ihr Atem gleichmäßig geht, lenken Sie Ihre Aufmerksamkeit durch Ihren gesamten Körper. Wie fühlen sich die einzelnen Bereiche und Organe an?

- Wenn Sie dort im Körper angekommen sind, wo Sie etwas Unangenehmes feststellen, schauen Sie einmal hin, welche Farbe und welche Form das Gefühl hat oder was es sagen würde, wenn es reden könnte. Fragen Sie sich, was diese Körperstelle, dieses Organ gerade bräuchte, um sich besser anzufühlen!

- Aus diesen Antworten heraus starten Sie jetzt Ihren eigenen Gesundheits-Kinofilm. Entwickeln Sie kraftvolle, helfende Bilder, damit Ihre Selbstheilungskräfte aktiviert werden!

Eine meiner Klientinnen hat sich zum Beispiel einen Smiley vorgestellt, stellvertretend für mehr Optimismus, den der Körper und somit auch sie brauchte. Da sie Schmerzen im Gesicht hatte, stellte sie sich vor, wie dieser Smiley sich vermehrt und schickte dann eine Smiley Parade an die schmerzende Stelle, um dort eine „Gute-Laune-Optimismus-Party" zu feiern.

Um körperlich gesund zu werden, muss man auf die Selbstheilungskräfte vertrauen. Wenn Ihnen das nicht von alleine oder mit Imagination gelingt, kann Ihnen auch ein wingwave®-Coaching helfen, um die Stresserinnerung, die z. B. durch einen Unfall entstanden ist, aufzulösen. Positive Überzeugungen über Gesundungskräfte können neurobiologisch eingewoben werden. Je öfter Sie allerdings auf Ihren Körper hören und einen Body-Scan machen, desto schneller werden Sie die Zeichen Ihres Körpers verstehen und berücksichtigen können.

Über die Autorin

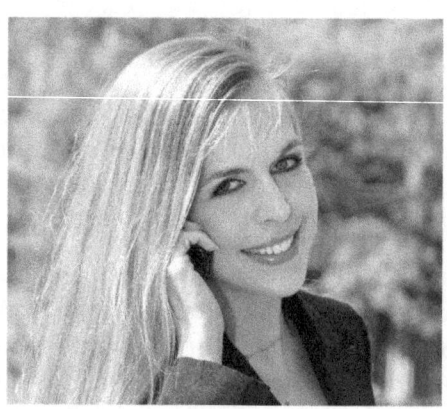

Sonja Volk

ist als Expertin für Emotions- und Gesundheitspsychologie auf die Auflösung von mentalen,
emotionalen und körperlichen Blockaden spezia-
lisiert.

Sie ist zertifizierte Mentalcoach, wingwa-
ve®-Coach & -Lehrtrainerin, NLP-Lehrtrainerin,
Gesundheitspädagogin für Stressmanagement,
zertifizierte Hypnosetherapeutin für Schmerzthe-
rapie, Work-Health-Balance Coach, Business-
coach, Leistungssportlerin und Rednerin (GSA).

Sie ist Inhaberin ihres eigenen Trainings- und
Coachingunternehmens „ErVOLKreich" in Düs-
seldorf.

Sie begleitet, motiviert, und inspiriert Unternehmen und Privatpersonen auf ihrem individuellen Weg zum Erfolg.

Im März 2014 wurde sie zur Vorbildunternehmerin ausgezeichnet.

Im November 2014 wurde ihr von den Diplom-Psychologen Harry und Cora Besser-Siegmund der wingwave®-Coaching Award 2014 für ihre Arbeit verliehen.

Die *Börse am Sonntag* bezeichnete sie als „Deutschlands weibliche Mentalcoach Nr. 1".

Zu ihren Kunden gehören u. a. Unternehmen wie die DVAG, Schwäbisch Hall, Telekom, Leistungssportler, Sportmannschaften sowie Einzelpersonen.

Seit 2013 coacht sie sehr erfolgreich die Tanzsport Formationsgemeinschaft Velbert-Krefeld der 1. Bundesliga.

Kontakt:

Sonja Volk
Tel: 0211/ 468 764 23
Mobil: 0172/ 44 38 915
info@er-volk-reich.de
www.er-volk-reich.de
www.xing.com/profile/Sonja_Volk
www.facebook.com/erVOLKreich.by.SonjaVolk
Sonja Volk auf Youtube

Das aktuelle Seminar
von und mit Sonja Volk:

Das Geheimnis der Gesundheit

Gesundheit ist mehr als nur das Fehlen von Krankheit! Falls Sie sich schon einmal Fragen gestellt haben wie beispielsweise „Was kann ich tun, um gesund zu werden?", „Wieso werden einige Menschen krank und andere nicht?" oder „Was soll mir mein Symptom sagen?", dann bekommen Sie hier Antworten auf Ihre Fragen!

Wollen Sie außerdem

- Ihr geistiges und körperliches Leistungsvermögen steigern,
- sich wohler und energievoller fühlen,
- Stress wirkungsvoll abbauen,
- verstehen, was Ihr Körper Ihnen für Botschaften sendet und
- Ihre Mentalkräfte optimal für Ihre Gesundheit nutzen?

Dann ist dieses **Seminar** genau das richtige für Sie! Denn hier erfahren Sie von Sonja Volk,

- wie sich Gesundheit überhaupt definiert,
- wieso Stress krank macht,
- wie Gedanken und Emotionen unsere Gesundheit beeinflussen (Placebo-/Nocebo-Effekt),

- welche Auswirkungen unsere Sprache auf unsere Gesundheit hat,
- was Psychosomatik ist und wie sich die Zusammenhänge im täglichen Leben zeigen,
- wie Sie Ihren „inneren Arzt" optimal nutzen,
- wie sich die Polarität beim Thema Gesundheit auswirkt,
- wie Sie Symptome und Botschaften Ihres Körpers richtig verstehen (z. B. Allergien, Schmerzen etc.),
- wie Sie sich von unangenehmen Fremdgefühlen wirkungsvoll abgrenzen,
- wie Sie sich selbst mit mentalen Übungen auf Gesundheit „programmieren" können,
- wie Sie Ihre Selbstheilungskräfte dauerhaft aktivieren.

**Tauchen Sie ein in die Welt
der ganzheitlichen Gesundheit!**

**Lassen Sie sich begeistern, und spüren Sie
die mitreißende Energie von Sonja Volk!**

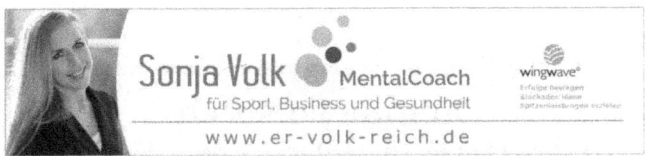

Die aktuellen Termine finden Sie auf:
www.er-volk-reich.de

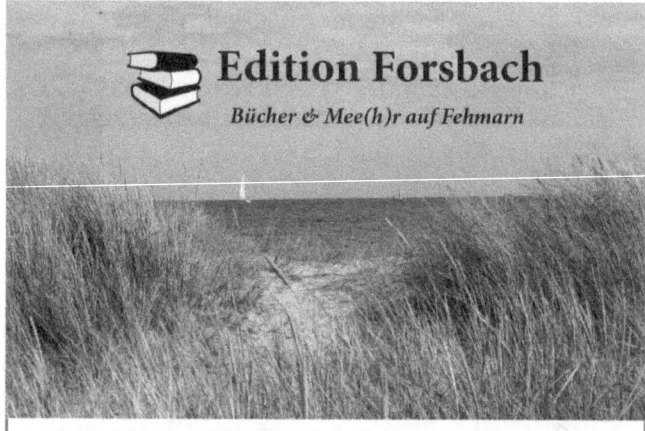